T0274628

QUEREMOS MOTA

QUEREMOS MOTA

NACHO LOZANO

Grijalbo

El papel utilizado para la impresión de este libro ha sido fabricado a partir de madera procedente de bosques y plantaciones gestionadas con los más altos estándares ambientales, garantizando una explotación de los recursos sostenible con el medio ambiente y beneficiosa para las personas.

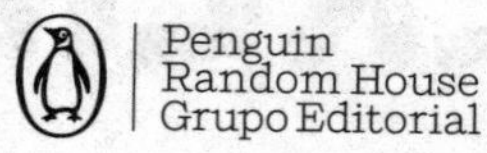

Queremos mota

Primera edición: julio, 2022

penguinlibros.com

ISBN: 978-607-318-930-9

Impreso en México – *Printed in Mexico*

A las víctimas por la guerra contra las drogas.

A los pacientes y sus familias que esperan una regulación ejemplar.

ÍNDICE

Capítulo 1.

LOS QUEDA-BIÉN

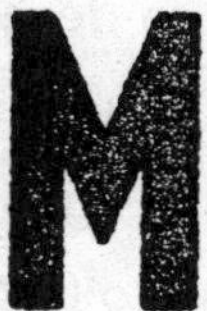

ientras escribo este libro, el derecho al libre desarrollo de la personalidad sigue siendo un privilegio de quienes tramitan un amparo, y yo había entendido que en México los derechos no se tramitan, sino se ejercen. Mientras tecleo estas páginas descubro lo profundamente conservadores que seguimos siendo como para tener una regulación de mariguana ejemplar. La Cuarta Transformación (4T) del presidente Andrés Manuel López Obrador incluye una política de drogas de cuarta. Nada que nos envidie Uruguay, Estados Unidos, Portugal, Países Bajos o Colombia.

Peor: mientras escribo este libro miles de hombres y mujeres siguen encarcelados acusados de delitos que no cometieron relacionados con tráfico de drogas; su amnistía les hizo lo que el viento a Juárez. Los hay acusados de posesión simple, quienes siguen esperando tener lana para contratar a un abogado que los defienda.

Mientras tecleo estas líneas la pesadilla continúa para miles de pacientes que no pueden aspirar a una mejor calidad de vida usando medicamentos y tratamientos sofisticados derivados del cannabis, porque la regulación para fines medicinales es un adefesio hecho de leyes sin reglamentos que devora la vida de los más necesitados. Una joda y chingadera, diría mi abuela paterna. Sin embargo, quienes sí ríen y disfrutan las ganancias por lo que comienza a ser un negociazo en el mundo (y se va a poner más chingón como festín empresarial) es un puñado de farmacéuticas que pudieron hacer con la regulación para fines médicos lo que quisieron, porque hubo legisladores que se dejaron hacer lo que las farmacéuticas quisieron.

Mientras planeo las páginas de este libro hay pacientes que quieren cultivar plantitas para salvar su vida, pero no pueden hacerlo tranquilamente por el miedo a ser encarcelados; irónicamente, un grupo de plantas de mariguana crece en el Periférico de la Ciudad de México (esto es real) y la policía capitalina las arresta (esto también es real y lo vamos a contar en las páginas por venir).

Quienes quieren salvar su vida y conservar su salud mediante el cultivo casero deben iniciar un proceso engorroso y tardado, por lo que muchos prefieren hablarle a su coyote aduanal de confianza que les importa a escondidas, y con todo lujo de corrupción, las medicinas que necesitan, o contactan en el mercado negro a quien les hace correr el riesgo de usar un medicamento mal hecho, alterado o caduco.

Es el siglo XXI y en México hay quien piensa que si usas mariguana es porque eres un delincuente y además te vas a ir de bruces directo a la cocaína o drogas más dañinas sin que puedas hacer nada para decidir sobre tus adicciones, sin que nadie te ayude. Mientras escribo este reportaje el Estado mexicano sigue despachando desde su oficina vestido de nana dando instrucciones a los mexicanos sobre cómo deben vivir su vida; el Estado nana decide quiénes sí y quiénes no pueden consumir mota y cómo. Cómo sí y cómo ño, mñé. Nana o padre nuestro que está en el cielo, santificado de autoritarismo, ordenando el horror de cada día en el país de las fosas y desaparecidos. Mientras escribo este libro sólo quienes tienen un amparo pueden consumirla en la calle y con suerte no ser molestados, pero el amparo es, como dije antes, un privilegio de quienes tienen el dinero para pagar a un abogado, de quienes tienen el tiempo para seguir un complicado trámite, una ventaja para quienes consultaron información de calidad para tomar estas y otras decisiones personales. La dispensa del derecho al libre desarrollo de la personalidad sigue siendo un derecho de pocos.

Hay consumidores que no saben del daño que les causa la mariguana, que no es inocua, pero que tampoco han recibido tratamiento por sus adicciones, no acceden a mariguana de calidad, a educación útil o a evidencia científica financiada gracias al resultado de una estrategia fiscal que como en otros países permite lo anterior como un círculo virtuoso. *Les politiques mexicains* no se atreven a regular en serio esta droga porque están convencidos de que el voto pacheco no influye en las elecciones, pero sí quita en las urnas; *les cientifiques mexicains* no pueden investigar más porque la semilla que usan es difícil de justificar, ya que implica una cosa rara que se llama trazabilidad, algo así como la teoría sobre quién fue primero, el huevo o la gallina, la semilla o la planta, el ying o el yang, Viruta o Capulina. ¡Pero tranquiles! Porque el misterio de la trazabilidad lo resolveremos en este libro.

Mientras escribo, las metanfetaminas se vuelven la droga de moda y al ser baratas significan un gran negocio para los cárteles mexicanos; la pantomima de la guerrita contra las drogas sigue malgastando fortunas y comprometiendo la vida de quienes se enfrentan a criminales que dominan territorios donde el Estado mexicano es un mal chiste y no significa nada más que nada; los desaparecidos se multiplican, los criminales aumentan su poder administrativo poniendo y quitando de cargos públicos a políticos financiados con dinero sucio.

Paradójicamente, en las casas de los mexicanos el destino juega una pasada curiosa: los de 40, 50 o más tienen pena o sienten miedo de hablar con sus hijos sobre su adicción a la mota y cómo es que la descubrieron felizmente ya de mayores. Les da vergüenza salir del clóset verde frente a sus hijos, colegas de trabajo o conocidos del barrio. El mundo al revés. México al revés. En el país balazos a los migrantes y abrazos al Chapito, quien fue detenido y luego liberado por órdenes del presidente de México.

Muy poco que celebrar. ¿A quién en su sano juicio le daría gusto ver que hay usuarios detenidos por algunos policías que abusan de ellos y los extorsionan con el pretexto de la posesión simple? ¿A quién le da gusto ver que mujeres consumidoras para fines personales o medicinales son detenidas, toqueteadas, abusadas por las fuerzas del (des)orden? No, no nos hagamos los cuartos transformadores, en regulación de mariguana: México cambió para seguir igual.

¿Hubo cambios valiosos que representan pasos significativos rumbo a la regulación que tanto añoramos? Sí, de eso se trata este libro, pero es imposible no hablar de los infiernos que prevalecen.

Un buen día me senté en una cafetería chilanga. La televisión del local llamó mi atención. Era la señal en vivo desde el Congreso de la Unión. Aparecieron en la pantalla unos diputados mexicanos que se veían encabronados. Los parroquianos dejaron lo que hacían y también voltearon a la tele. Una diputada que argumentaba contra la regulación de la mariguana tomó la palabra: "Les quiero decir que lo que ustedes están permitiendo [...] Son 28 churros de mariguana que un joven podrá comprar las veces que quiera en un día".

Me quedé intrigado. Puedo comprar 28 botellas de tequila, ¿pero hay quienes se asustan con la idea de comprar 28 churros de mariguana? ¿Acaso no soy capaz de saber que llevármela leve con la mariguana y con el alcohol me conviene como adulto? ¿Tengo la información suficiente para tomar esa decisión? ¿Todos la tienen o sólo los privilegiados que podemos informarnos? ¿En serio necesito que una diputada me diga qué hacer? Peor aún: ¿debo confiar mis decisiones de diversión y salud al criterio de los diputados mexicanos? ¡Ay, nanita!

La diputada siguió hablando de cantidades asombrosas: "Y si los hace [el usuario atascado que imaginó la diputada durante su alocución] de medio gramo, ¡podrá consumir 56 churros!" Jesucristo no multiplicó tantos churros, digo, panes, como el mexicano que hace rendir 28 churros convertidos en 56. La señora que a mi lado tomaba té verde soltó una risita burlona.

"Es como un cigarro –siguió la legisladora–, yo puedo comprar un cigarro en un Oxxo y luego en otra tienda, y luego en otra tienda y luego en otra tienda. Lo mismo pasa con esos churros de mariguana. ¿Así quieren?" Hay algo en la legisladora que me está gustando, porque está hablando de cosas que no suenan mal, aunque ella crea que sí: ¿en serio cree que me va a asustar cuando en realidad suena chido eso de que con libertad uno puede comprar un churro de mariguana en cualquier Oxxo? Las cosas se ponen peor (para ella, porque los que estamos en la cafetería la estamos pasando bomba viendo la transmisión): "Yo nomás les digo algo, el día de mañana, sus hijos que estén consumiendo [mariguana] les dirán: 'Pero si tú la legalizaste cuando eras diputado, papá, mamá' ", espetó la legisladora a sus colegas. ¿Eso dirán mis hijos?, me pregunté. Imagino a mis vástagos dentro de 30 años: ya mayores de edad y yo chochito y juntos abrimos los periódicos de 2021. Se burlarían: "Jajajajaja. Qué perro oso, papá –o no sé cuál sea la frase de moda en 2051–, en tus tiempos no te dejaban fumar mota y hasta te regañaban los diputados por hacerlo". ¿Sentiré lo mismo que hoy cuando pienso que hace 50 años las mujeres tenían prohibido votar?

La voz de la diputada me sacó del delirio y me atrajo de nuevo:

"Creo que no lo saben, pero cuando se come mariguana al pasar por el hígado se potencializa la potencia [sic] en un mayor grado y, como les dije, con tres mordidas de un panqué de chocolate con 550 miligramos de mariguana, concentrado de THC, ¡una persona podría estar en un viaje de cuatro días! ¿Eso es lo que quieren?..."

“

¡¿ESO ES LO QUE QUIEREN?!”, GRITÓ DESDE EL H. CONGRESO DE LA UNIÓN PARA EL MUNDO Y MÁS ALLÁ. “¡¿ESO ES LO QUE QUIEREN?!” TODOS EN LA CAFETERÍA CONTESTAMOS “¡SÍ!” Y COMENZAMOS A REÍR. EL BARISTA EN LA BARRA NO DABA CRÉDITO A LO QUE HABÍAMOS VISTO. SE ACABÓ EL REPORTE DE MIS COLEGAS EN LA TELEVISIÓN Y TODOS REGRESAMOS A LO NUESTRO. DOS CLIENTES SALIERON A LA BANQUETA A FUMAR UN CHURRO DE MOTA Y YO TOMÉ NOTA EN MI LIBRETITA DE TRABAJO: “BUSCAR A LA DIPUTADA CYNTHIA LÓPEZ, ES DEL PRI”, Y SUBRAYÉ JUNTO A SU NOMBRE: “DICE QUE HAY PANQUÉS QUE **TE HACEN VIAJAR DURANTE CUATRO DÍAS**”.

La legisladora priista accedió a conversar sobre la escena. Mi primera pregunta fue acerca de lo que le respondieron sus colegas cuando les gritó: "¿Eso quieren? ¿Eso quieren?", y López me contestó sorprendida: "Te voy a decir algo, Nacho: me di cuenta de la cantidad de gente que está a favor, o sea, ¡no tenía yo tanta claridad! Tuve 3 500 mensajes de 'Sí, es que eso es lo que quiero'. O sea, la verdad, digo, parece broma..." Pero no lo es, cada día hay más personas en México que están de acuerdo con regular los usos de la mariguana, como dice una encuesta nacional hecha especialmente para este libro de la que les contaré más adelante.

La diputada no había cambiado de opinión después de darse cuenta de cuánta gente está a favor de la regulación para fines personales.

–Diputada, están a favor porque son los tiempos que vivimos –le dije.

–Ése ha sido el debate siempre. La gente que está a favor dice: "Es que es menos dañina que el alcohol y el tabaco". Pero Reinserta dio a conocer que un gran porcentaje de los adolescentes o jóvenes que cometieron algún tipo de delito estaba bajo el efecto de la marihuana. Como empiezan los narcos –jóvenes– es bajo el efecto de la marihuana.

Reinserta un Mexicano es una asociación civil fundada y presidida por la respetada abogada Saskia Niño de Rivera. Reinserta publicó en 2018 un estudio[1] donde analiza el perfil de una muestra representativa del total de adolescentes en conflicto con la ley.

---

[1] "Estudio de factores de riesgo y victimización en adolescentes que cometieron delitos de alto impacto social", Reinserta un Mexicano, A. C., consúltese en Reinserta.org.

Si bien el estudio no busca criminalizar el consumo de mariguana y mucho menos estigmatizar a los usuarios, encontró que el uso y abuso es un factor de predicción moderada para la conducta criminal. Su contexto familiar y social fue determinante para que su vulnerabilidad los llevara a cometer delitos. De ahí que los impulsores de la regulación del cannabis insisten en la legislación de un marco de políticas públicas integrales que atienda, entre otros escenarios, las causas de las adicciones y prevenga los delitos. El estudio preguntó entre los encuestados si durante su primer delito habían estado bajo la influencia de alguna sustancia, a lo que 32% de la muestra respondió que sí, y de ellos, 40% estaba influenciado por múltiples drogas, 38% había consumido mariguana, 9% disolventes, 7% estimulantes, 4% cocaína y 2% alcohol. El estudio indagó si se encontraban bajo los efectos de alguna droga o sustancia cuando cometieron el delito por el que actualmente cumplían una condena y 67% respondió que no, el resto dijo que sí.

En un estudio posterior publicado en 2021, Reinserta documentó el poder monopólico de los grupos criminales en las actividades ilegales relacionadas con drogas como la mariguana. Al tener ellos el control de esas actividades han conseguido cautivar a miles de niños de entornos sociales vulnerables en los que el acceso a las drogas perpetúa sus adicciones y los integra a las filas de los grupos criminales. Reinserta exploró una encuesta del Sistema Nacional de Protección de Niñas, Niños y Adolescentes que en 2019 señaló que 6.2% de los adolescentes mexicanos de entre 12 y 17 años había consumido drogas ilegales, de los cuales 5.3% usó mariguana, 1.1% cocaína y 1.3% inhalables al menos una vez en el último año.

Es tal el control de los grupos criminales sobre esta población frágil que al ser ellos quienes surten drogas en México han dado pasos para cautivar a niñes en diversas actividades ilícitas. Son reclutados cuando tienen entre 9 y 11 años, en algunos casos en edades más tempranas. Los niños más pequeños comienzan realizando tareas sencillas como informar y observar; a partir de los 12 años cuidan casas de seguridad o transportan droga; desde los 16 años portan armas y son los encargados de realizar secuestros y asesinatos. Las niñas se encargan de tareas como limpiar, cocinar y en algunos casos ellas son las que empaquetan la droga. Sin embargo se sabe que la edad y el género no es directamente proporcional a la dificultad de las tareas que tienen asignadas dentro de las organizaciones criminales. Hay niños que a los 12 años son considerados sicarios y cuyo promedio de vida a partir de entonces es de tres años más debido al ambiente de violencia al que se enfrentan.

La diputada López se considera "progresista para todos los temas, menos para el de mariguana".

–¿Por qué? –le pregunté.

–He trabajado mucho con adolescentes y con jóvenes, y la verdad es que el daño cerebral antes de los 21 años es notorio por consumo de marihuana. Soy de un distrito [electoral en la Ciudad de México] donde un gran porcentaje de jóvenes fuma marihuana: Tepito, Peralvillo, Guerrero, Tlatelolco, Atlampa, o sea, esa zona como brava de la Cuauhtémoc, y la verdad es que tú entras ahí y parece que legalizaron la marihuana hace 10 años, ¿no?

Y sí, Tepito, Peralvillo y las demás entrañables colonias mencionadas han estado a la vanguardia. Aunque con graves problemas de criminalidad, corrupción e impunidad. Sus realidades parecen las de otras ciudades dentro de una gran ciudad, con sus propias reglas, regulaciones, violencias, dolores y prácticas en ocasiones consideradas fuera de la ley. Pero su forma de pensar me parece más progresista que la del resto de los chilangos. En esas colonias, aunque hay altas tasas de criminalidad, las consumidoras y usuarios han sido criminalizades por el solo hecho de consumir mariguana, sin haber cometido delito alguno previamente.

Para finalizar le pregunté a la priista sobre el famoso panqué que te lleva de viaje por cuatro días, ¿de dónde salió? Dijo que habló "con un especialista en el tema, hicimos investigación, libros, todo... el tema del panqué de los cuatro días... él me lo dijo, él me dijo la sustancia, él me platicó cómo esta sustancia la van inyectando [al panqué]..." No encontré datos que sostuvieran los dichos de semejante receta, aunque sí las hay con el uso de sustancias psicoactivas muchos más fuertes, como el LSD. Me dijo que nunca vio ese panqué ni a persona alguna que haya viajado cuatro días después de comerlo, pero que le dijeron que existe.

La diputada López está favor de la educación desde los primeros grados escolares.

—¿Le gustaría que se hable de mariguana en las escuelas?

—¡Claro!

—Que se diga: "Si la consumes antes de los 21 años comprometes tu desarrollo físico y mental", pero también que se deje claro que nadie se ha muerto por una sobredosis de mariguana aunque sean los 56 churros multiplicados de los que hablaste en la tribuna del Congreso, le insistí.

—Nadie se ha muerto por una sobredosis de mariguana pero sí se han muerto porque mataron a alguien en un accidente, se han violado mujeres por eso, se han cometido delitos por eso, sí entran al narco por eso.

–Pero alguien puede estar bajo el influjo de pastillas para dormir, manejar y chocar. La culpa no es de la pastilla para dormir sino del que se la tomó y manejó. Por cierto, ¿nunca ha probado mariguana, diputada?

–No, nunca.

–¿Y le gustaría?

–No, porque la verdad sí me da miedo que me guste y pues ahí quedarme.

Vayamos al grano (o a la semilla, dado el tema del que les cuento hoy): ¿Qué piensan los mexicanos sobre la mariguana? Esta pregunta, muy complicada, la hizo Rodrigo Galván de las Heras en una encuesta diseñada por De las Heras Demotecnia para este libro. Los resultados son inquietantes. Para empezar confirman que somos un país conservador. Pero además somos quedabién.

Galván de las Heras fue más allá:

–Sí, Nacho, es que somos políticamente correctos, somos "quedabién". Cuando preguntas: "Oye, güey, ¿cómo te va económicamente?", hay quien responde: "A mí bien, el jodido es mi vecino". ¡Pero viven en la misma calle! Pasan por el mismo bache, los asaltan en la misma esquina, usan el mismo transporte público, pero te dicen: "Yo estoy bien; jodido, mi vecino". Lo mismo pasa con los temas que, hasta hoy, son temas ilegales".

¿Y cuál sería el principal motivo para no querer probar la marihuana?

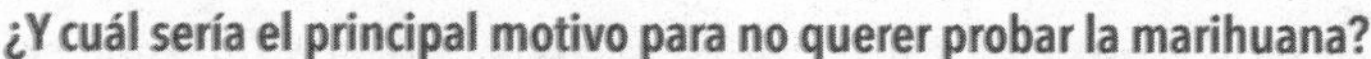

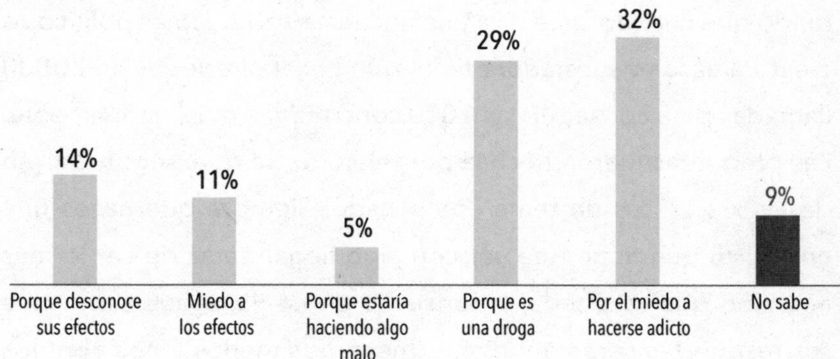

—A lo mejor porque no estamos acostumbrados a consultar la evidencia científica, lo probado, y preferimos los mitos.

—No importa que desconozcamos los efectos de la mariguana, ni que diferenciemos entre drogas, el miedo es el miedo, Nacho.

—Cuando "quedamos bien" solemos mentir. ¿Cachaste mentiras en la encuesta que hiciste?

—Correcto. Yo siempre he dicho que no es lo mismo encuestar a México que al resto del mundo, o sea, aquí te elaboran respuestas que creen que el encuestador espera, para que los que responden no queden mal.

—La encuesta la hiciste entre el 13 y el 17 de agosto de 2021 a mayores de 18 años —le dije.

—Que son quienes tienen credencial de elector. Imaginándome que si se regulara totalmente la mariguana, ser mayor de 18 años tendría que ser un requisito para consumirla, igual que el alcohol.

Demotecnia hizo 1 380 intentos de entrevista telefónica, de los cuales se concretaron 1 000, que resultaron la muestra para el análisis que hicimos. Hubo una tasa de rechazo muy baja, considerando que cuando se realiza una encuesta sobre temas políticos o electorales la encuestadora tiene que hacer alrededor de 20 000 llamadas para conseguir las 1 000 concretadas satisfactoriamente. Las preguntas fueron hechas por teléfono, ya que, según Galván de las Heras, "es un tema complicado. Siempre que haces una entrevista que tiene que ver con algo ilegal tratas de ser lo más anónimo que se pueda, entonces la gente tiene que saber que sus respuestas serán anónimas, mentimos menos y nos abrimos más porque no nos están viendo el nombre ni el apellido".

Le voy a leer una lista de sustancias, dígame por favor si alguna vez en su vida las ha consumido o no:

	Sí	No	No recuerda
Bebidas alcohólicas	69%	30%	1%
Tabaco o cigarros	44%	56%	0%
Marihuana o alguno de sus derivados con fines medicinales	20%	80%	0%
Marihuana o alguno de sus derivados con fines recreativos	18%	87%	0%
Alguna otra droga distinta a la marihuana	5%	95%	0%

En los resultados se nota que nos encanta responder y opinar sobre todo, ¡aunque sean temas que no conocemos! Según Galván de las Heras, "cuando tú le preguntas a alguien qué droga es más natural, el alcohol o la marihuana, tiene una respuesta lista, porque lo sabe; cuando tú le preguntas si es adictiva o no, te dice hasta científicamente en qué casos puede ser y en qué casos no, o sea, están enterados del tema, pero cuando quieres saber si la ha probado, te dicen: 'No' '¿Por qué?' 'Porque no me gustaría inhibirme, inhibir una parte de mi cerebro'. Y luego caen en el lugar común de 'No me llama la atención' ".

–Te dicen que prefieren chupar, ponerse hasta atrás y subirse a bailar en la barra de un antro mientras tienen *blackouts* y no recuerdan nadita...

–¡Exactamente, Nacho! O intentan nadar en un canal de Xochimilco.

–Lo que luego termina, desafortunadamente, en muertes.

***Si el día de mañana se permitiera el uso recreativo de la mariguana, ¿usted la probaría en alguna de sus distintas formas de consumo, o no?**

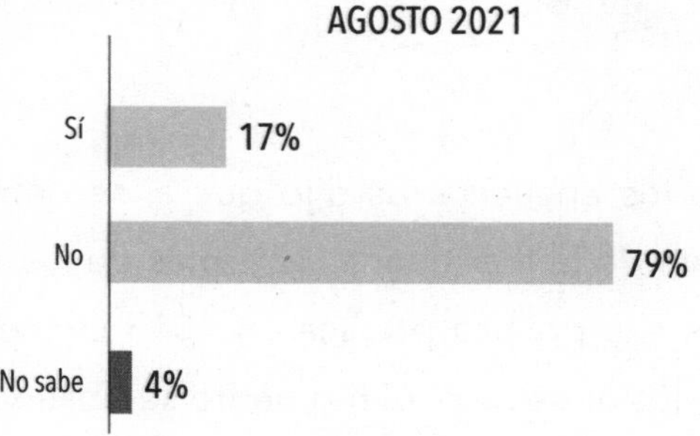

Si mañana fuera legal el consumo de la marihuana, usted...

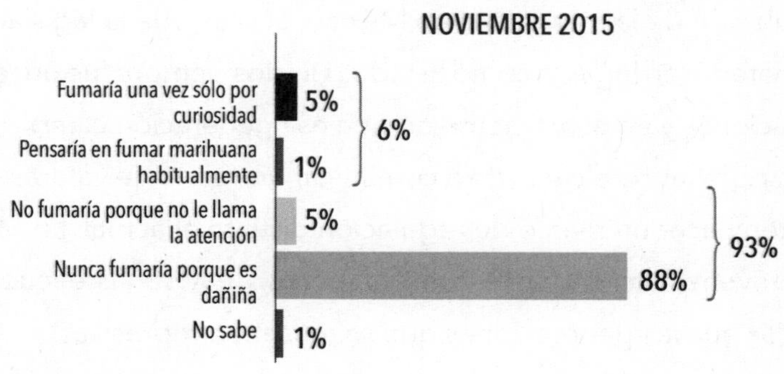

De noviembre de 2015, cuando De las Heras Demotecnia también encuestó sobre regulación de mariguana, al mes de agosto de 2021 aumentó 11% el número de personas que dicen que sí consumirían mariguana. Además de que disminuyó de 93 a 79% la cifra de quienes la rechazan.

¿Usted considera que en México se debe permitir el uso recreativo de la marihuana?

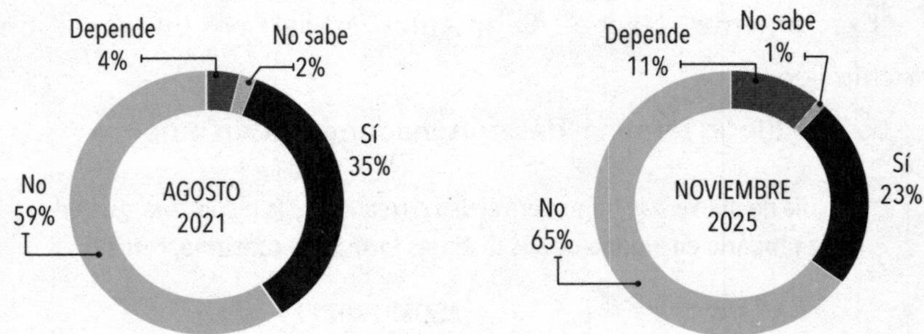

El 35% de los encuestados dijo que sí se debería permitir el uso recreativo de la mariguana, 12% más de los que estaban de acuerdo con esa política pública en 2015 cuando De las Heras Demotecnia los entrevistó. Al momento se observa que la tasa de rechazo bajó de 65 a 59 por ciento.

Aram Barra ha sido durante años un referente en el activismo por la regulación de la mariguana en México, él cree que la legislación en la materia "en lugares como Estados Unidos siempre fue un tema generacional, y en el momento en que esa generación cambiara la cultura pop habría alcanzado a comunicar una serie de valores que permiten hacer un marco de regulación distinto al actual. En México los jóvenes son bastante conservadores y hay varias encuestas sobre las nuevas generaciones que se muestran represivas".

PARA QUE HAYA UN CAMBIO QUE IMPULSE LA **REGULACIÓN** DE LA **MARIGUANA**, SEGÚN RODRIGO GALVÁN DE LAS HERAS, DEBE HABER "ALGUIEN A QUIEN IMITAR, HABRÍA QUE VER MÁS GENTE EN LAS REDES SOCIALES CONSUMIENDO **MARIGUANA** PARA QUE EL USO SE VUELVA NORMAL, ACEPTADO, Y ENTONCES SU REGULACIÓN SE VUELVA NATURAL. ES UN ASUNTO DE REFERENTES Y **CULTURA**.

TE LO PONGO EN CANCIONES: ¿CUÁNTAS CANCIONES DE BORRACHOS CONOCEMOS? MUCHAS. PERO DE PACHECOS POCAS. NO HAY MUCHOS SNOOP DOGG EN MÉXICO. RECUERDO TU LIBRO DE MARIGUANA A LA MEXICANA Y DE LAS ESTADÍSTICAS QUE ENTONCES PUBLICASTE SOBRE LO NOCIVO QUE PUEDE SER EL ABUSO DE UNA DROGA COMO EL **ALCOHOL** O EL **AZÚCAR**..."

¡Son datos contundentes! Es decir, si en verdad valoráramos lo que es un blackout por borrachera, veríamos de otra manera una pálida por mota". No obstante, los que respondieron que la consumen al menos una vez al mes representan casi la mitad. El 18% la consume semanalmente y 23% no recuerda cada cuánto. ¿No recuerdan porque no quieren recordarlo, porque no pueden, o porque es un efecto de la pachequez no acordarse ni de eso? Es pregunta sin gallo de por medio.

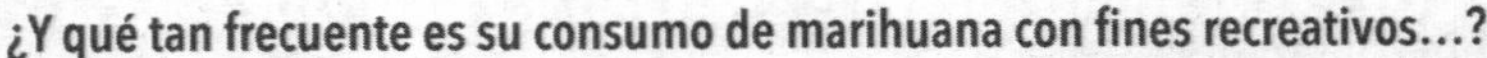

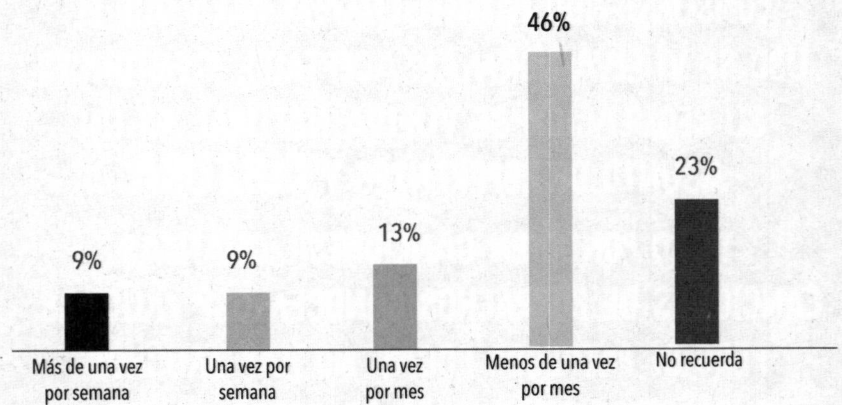

Sobre los demás resultados aquí abundamos:

–Me encanta la pregunta: "¿Qué tan frecuente es su consumo de marihuana?", porque, bueno, 46% te dice: "Menos de una vez al mes", o sea, ¿cuánto es menos de una vez al mes?

–Qué bueno que lo señalas, porque hay un 9% que te dice que más de una vez a la semana la consume, es decir, mínimo una vez por semana.

Dígame por favor, por lo que usted sabe o ha escuchado, **comparando la marihuana con el alcohol**, ¿cuál de los dos considera que…?

	Ha consumido marihuana con fines recreativos		No ha consumido marihuana con fines recreativos	
	La marihuana	El alcohol	La marihuana	El alcohol
Es más adictivo	12%	66%	24%	28%
Es más natural	95%	2%	76%	10%
Causa más resaca o cruda	2%	87%	8%	55%
Causa más agresividad en las personas	4%	87%	26%	43%
Causa más olvidos o lagunas mentales al consumirla	31%	48%	39%	27%
Es más dañino	4%	75%	21%	30%
Es más estimulante	52%	35%	44%	22%
Es más relajante	77%	7%	48%	12%

–Y en los resultados se observa que sí estamos enterados de los peligrosos efectos de las drogas que ya están normalizadas, como el alcohol.

–"¿Cuál es más adictivo?" La gente que ha fumado marihuana te dice que es más adictivo el alcohol, o sea, ha probado las dos, 66%. La gente que no ha consumido marihuana dice que es exactamente igual de adictiva que el alcohol, pero como es mucha más la gente que no la ha probado, los porcentajes se te descontrolan. "¿Cuál causa cruda?" En ésa están más o menos igual. "¿Agresividad?" La gente que la ha probado dice que el alcohol te da más agresividad. Lo quisimos comparar con el alcohol, Nacho, porque si tú no tienes un referente que la gente sí conozca, va a recurrir al "quedabién".

–Me parece que es evidente con esta comparación entre la gente que sí ha fumado y la gente que no ha fumado que prevalece un desconocimiento sobre los efectos, el origen y las posibilidades de la mariguana, ¿no te parece, Rodrigo?

–Desconocimiento y prejuicios. Lugares comunes. Y las autoridades de este país, estoy casi seguro, dicen: "A ver, pregunta si despenalizamos la marihuana". Y ese 85% de las personas que no la han probado se te deja venir con que no entienden o no saben y, entonces, la regulación se frustra.

Si el día de mañana se permitiera el uso recreativo de la mariguana, ¿usted la probaría en alguna de sus distintas formas de consumo, o no?

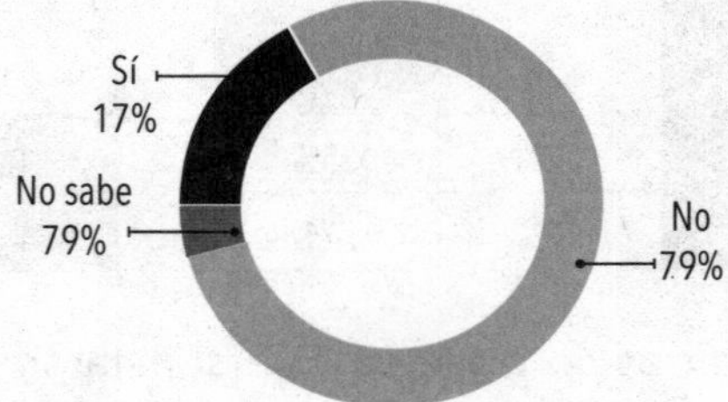

–"Si el día de mañana se permitiera el uso recreativo de la marihuana, ¿usted la probaría en algunas de sus distintas formas de consumo?" Y casi casi casi te dicen: "Cruz cruz. ¡Lárgate de aquí!" –le dije.

–Exacto, otra vez. Por el miedo a hacerse adicto, porque es una droga, porque desconocen sus efectos. O sea, miedo que es provocado por la ignorancia, y es lo que prevalece. Cuando los mexicanos escuchamos la palabra *droga* todo se torna complicado. Esos porcentajes que se oponen a la regulación lo hacen porque es una "droga", porque está mal, aunque no conozcan sus efectos, tienen miedo, "porque me voy a volver adicto", "porque no sé qué me va a pasar", "porque estaría haciendo algo malo, estaría cometiendo un delito", y se suman al "no me llama la atención", al desconocimiento.

—Pero dan un rotundo "Sí" cuando se trata de fines medicinales —le señalo a Rodrigo.

Ahora bien, ¿usted está de acuerdo con la legalización de la marihuana, para fines medicinales o no?

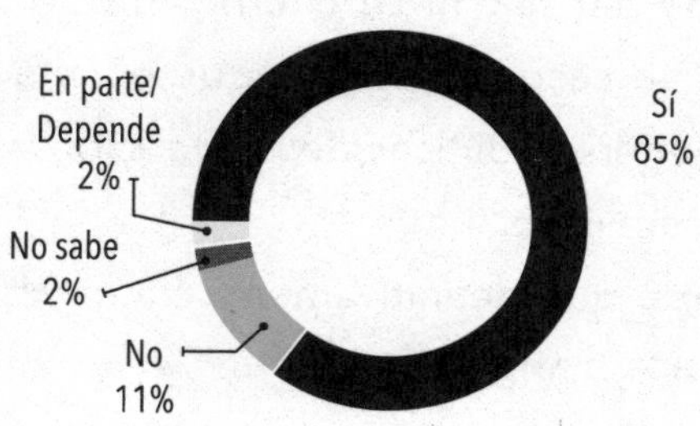

—Mira, si yo me hubiera ido directamente con la mariguana y todo lo hubiera hecho alrededor de ella para fines personales, las respuestas habrían sido mucho más conservadoras, pero al momento de que al principio de la encuesta yo hago que la gente tenga que pensar: "¿Cuál es más natural entre el alcohol y la mariguana?", "¿Cuál da más cruda?", "¿Cuál te pone más agresivo?", toma una mejor decisión. Muestra empatía con el tema medicinal porque sabe lo que significa en esos casos. Te pongo otro ejemplo. Pregunto: "Oye, ¿tú vas a ir a votar?", y responden: "Sí". "¿Por quién vas a votar?", me dicen: "Por el PUN". "Muy bien, ¿cuándo vas a ir a votar?", y me contestan: "No sé la fecha de la elección". Ese cuate no va a ir votar. Es obvio. Pero si le digo: "La fecha de la elección es tal día, los aspirantes son éstos, ¿tú por quién vas a votar?", la respuesta cambia.

Y cambia cuando contamos con información de calidad, así como herramientas para discutir y decidir lo que mejor nos conviene. Martha Tagle ha sido legisladora por varios periodos y se distingue en el panorama político mexicano como una mujer progresista en las discusiones sobre políticas de drogas. Según ella, a la regulación de la mariguana se le ha de ver "como si se hablara del derecho al aborto, es el libre desarrollo de la personalidad y el derecho a decidir sobre tu cuerpo. Es la decisión de las personas de hacer con su cuerpo lo que quieran, pero el Estado –y en este caso me parece que el Estado no lo va a hacer– debe de generar políticas de prevención y reducción de daños", dijo para este libro.

La legisladora cree que definitivamente ha cambiado la forma en que México ve a la mariguana.

–En los primeros años en que empezamos a tocar el tema era un tabú, no se hablaba abiertamente, estaba cargado de estigma. Creo que eso ya cambió, no en general, porque sigue habiendo una población mayoritaria que piensa que no debe regularse. Y me parece que en el caso de padres y madres de familia hay un miedo natural que implica que sus hijos se acerquen a una droga, ¡y es normal! Yo siendo madre de familia lo entiendo, pero también comprendo a los activistas que están dispuestos a acabar con esa visión. Yo no quiero una regulación que se quede anquilosada, burocratizada, llena de problemas que le impidan ser operativa. ¿Qué es lo que yo esperaría ahorita? Que haya información que ayude a la ciudadanía que sigue con estos prejuicios a quitarse los miedos con respecto a la cannabis que tanto ha sido satanizada con pensamientos como que se van a aventar viajes de cuatro días si sus hijos la comen.

–Si la regulación del cannabis fuera un partido de futbol, ¿cómo va el marcador?

–El partido lo van ganando las farmacéuticas por goliza. Pero este encuentro no termina hasta que se termina. Iremos a penales, si es necesario.

Ha habido señalamientos de que durante el proceso de discusión en años recientes legisladores se dejaron corromper por lobistas de las farmacéuticas. De eso se hablará más adelante. Por lo pronto el México de la 4T apostó por una sobrerregulación, lo que trataré de explicar en el siguiente capítulo.

Mientras escribo estas líneas la violencia en México sigue siendo dantesca. La impunidad en los delitos rebasa 90%,[2] prácticamente ninguno se juzga y los responsables andan como Pedro por su casa. En promedio hay 3000 homicidios al mes en el país, según datos del propio gobierno federal.[3] Cien asesinatos al día. Si este libro lo lees a un ritmo de 30 páginas por hora, habrán muerto en ese lapso cuatro personas. Unos 250000 niños corren riesgo de ser reclutados por el crimen organizado.[4] Si bien la regulación de la mariguana no sanará por completo la crisis de violencia que por décadas ha hecho agonizar al país, sí es parte de la solución del problema. La guerra contra las drogas ha fracasado.

---

[2] Según reportes: https://theglobalamericans.org/2021/01/mexico-en-la-medicion-de-la-impunidad-del-indice-global-de-impunidad-2020/.

[3] Datos del Instituto Nacional de Estadística y Geografía: https://www.inegi.org.mx/sistemas/olap/proyectos/bd/continuas/mortalidad/defunciones hom.asp?s=est.

[4] Según el Observatorio Nacional Ciudadano y la Red por los Derechos de la Infancia en México: https://politica.expansion.mx/mexico/2021/10/05/menores-corren-riesgo-reclutados-crimen-organizado.

Capítulo 2.

4T: MAL VIAJE SIN REGULA-CIÓN

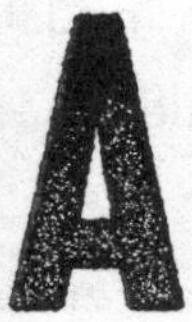

ndré Breton proclamó a nuestro país como "el más surrealista del mundo". Salvador Dalí estuvo de acuerdo con el poeta francés, aunque el pintor español dijo que nunca regresaría a México por ser más surreal que sus pinturas. Los mexicanos damos fe de semejantes acusaciones. Yo fui testigo de algo como sacado de un sueño, pero sucedió en pleno Periférico de la Ciudad de México. Una escena que a otros chilangos dejó con los ojos cuadrados (como de pintura surrealista). La Policía de la Ciudad de México arrestaba, sí, arrestaba, a un grupo de seis plantas de mariguana por haber crecido en un lugar prohibido. Es en serio.

Aquello ocurrió en septiembre de 2018, días antes de que Canadá se pusiera a la vanguardia en legislaciones cannábicas con la entrada en vigor de su ley C-45 que regula el uso de la mariguana para fines personales, no sólo lúdicos o medicinales. La ley federal se armonizó a nivel local, en sus 13 regiones, con disposiciones consultadas a las autoridades provinciales. Canadá se convertía en el primer país de los tres miembros del T-MEC en regular la mariguana a nivel federal para fines personales; además de volverse el pionero en el Grupo de los

Siete (G-7), las economías más poderosas e industrializadas del planeta, en regular una de las drogas ilegales más consumidas del planeta.

México no pertenece al G-7 pero es potencia en la industria del surrealismo. El día 26 de aquel mes se encendieron las sirenas y torretas de un grupo de patrullas de la Policía chilanga que veloces acudieron al punto en cuestión. Un delito federal se cometía en la jardinera que divide ambos sentidos de circulación en el Periférico Sur de la ciudad que se las da de más progre en el país. Un grupo –tal vez deba escribir una pandilla– de plantas de cannabis fueron vistas creciendo en una maceta. Los uniformados involucrados en semejante operativo procedieron a acorralarlas con un cintillo de plástico color amarillo, como en las series policiacas. No se fueran a dar a la fuga. El momento fue televisado en tiempo real por los principales canales de noticias del país, lo cual confirma que no fue un delirio mío.

Las plantas se levantaban rebeldes, retadoras, criminales, en plena vía pública. El viento las hacía bailar, hasta parecía que se burlaban de los oficiales que las observaban. Los automovilistas y peatones curiosos se detenían ante lo inaudito, como si estuvieran presenciando la detención de una banda criminal. A las detenidas las llamaré: Mota "N", Mariguana "N", Churro "C", Mois "N", Juanita "Z" y Cannabis "N", por aquello de la presunción de su inocencia.

Los oficiales chilangos solicitaron la presencia de elementos del Ejército Mexicano, ya que las circunstancias apuntaban a un delito federal.

En lugar de prevenir o atender los delitos que se cometían en otras partes de la ciudad, distrajimos a las fuerzas del orden con operativos como éste, que duró varias horas. Los elementos policiacos y castrenses estaban concentrados en arrancar seis plantas; vayan a saber quién las sembró. Las crónicas periodísticas dicen que había unos 60 policías locales y al menos unos 15 miembros del Ejército ocupados en tal misión.

La Policía Militar procedió a arrestar a las plantas sin esposarlas, claro, y luego fueron trasladadas a un Ministerio Público Federal con sede en el Estado de México.

Las detenidas tenían como señas particulares la tez verde, una altura de aproximadamente 1.10 metros, dos meses de edad, complexión delgada, tres aparentes centímetros de ancho en sus tallos y, a ojo de buen cubero, 12 centímetros en sus alargadas hojas. Cabe mencionar que a las aseguradas no se les encontraron armas ni cartuchos y se descartó que fueran las dueñas de algún narcolaboratorio, como un tuitero posteó con un meme el día de la detención. Nadie podría asegurar si fueron o no interrogadas y torturadas con tehuacanazo incluido. Según el gobierno federal, con operativos tan contundentes como éste, las bandas criminales van perdiendo fuerza y poderío.

Durante la campaña presidencial de 2018 de Andrés Manuel López Obrador se oyó al tabasqueño prometer la regulación de la mariguana e incluso de otras plantas, como la amapola, para pacificar al país. Olga Sánchez Cordero, ministra en retiro de la Suprema Corte y candidata a senadora por Morena, el partido de López Obrador, fue propuesta como secretaria de Gobernación para guiar esa regulación si el tabasqueño ganaba la presidencia. Lo último sí ocurrió, la regulación pacificadora de México no: López Obrador ganó la elección, Sánchez Cordero tomó protesta como senadora de la República y luego pidió licencia para convertirse en la primera mujer secretaria de Gobernación. Lo fue sólo por los primeros tres años de la administración, durante los cuales la regulación resultó un fiasco, o una simulación, como la llama Margarita Garfias, madre activista cannábica: "Una simulación porque a pesar de que tenemos una ley desde 2017 y un reglamento desde el 12 de enero de 2021, los médicos no pueden recetar cannabis porque no hay medicamentos para los pacientes que los requieren. Lo que se vende actualmente o es producto ilegal, o producto legal, pero no de grado farmacéutico y sin controles de calidad", dice molesta.

El actual reglamento de cannabis medicinal para les pacientes señala que cualquier derivado médico y farmacológico de la cannabis debe adquirirse a través de una receta con código QR y en un establecimiento autorizado para tal fin, o sea, farmacias que vendan medicamentos que contengan estupefacientes y psicotrópicos, pero Garfias se pregunta: "¿Qué medicamento o fármacos existen en México para que los médicos puedan recetar y los pacientes comprar?", y ella misma se responde: "Ninguno, no hay".

—¿Quiénes son los responsables de que no haya regulación, Margarita?

—El Ejecutivo, es decir, Andrés Manuel López Obrador y su gobierno. ¿Por qué? Porque ellos son, precisamente, como poder Ejecutivo, incluyendo a su gabinete legal y amplaido, los encargados de ejecutar las leyes necesarias para la protección de las gobernadas y los gobernados que somos todos los ciudadanos, votemos o no votemos, que vivimos en el país. El cambio recae directamente en la voluntad del presidente.

José Manuel García Vallejo es diseñador industrial de carrera y hoy activista y emprendedor cannábico, en 2016 fundó Amem: Autocultivo Medicinal en México, una organización enfocada en empoderar a pacientes que buscan la independencia farmacológica por medio del autocultivo. Traducido al lenguaje terrícola: Amem brinda herramientas a cualquier persona, sin importar si vive en barrios acaudalados o vulnerables, para informarse, documentarse, conocer nuevos tratamientos cannabinoides para paliar sus enfermedades. Vallejo dice que "cualquier médico puede solicitar un recetario de estupefacientes a la Comisión Federal para la Protección contra Riesgos Sanitarios [Cofepris] y se lo debería entregar al médico. Generalmente vienen en un bloc de 20 hojas foliadas y con un código de barras individual, entonces eso viene súper traqueado. Cuando llegas a la farmacia entregas esa receta y te van a dar el medicamento, en teoría". Una teoría que suena muy bonita, pero que no se vuelve práctica porque la burocracia ha alentado y en muchos casos detenido procesos y solicitudes en esa dependencia. Además de que "los medicamentos todavía no existen en México", remata.

Según Rodrigo Galván de las Heras: "Al no impulsar masivamente su regulación comparándola contra una droga conocida y común como el alcohol, la respuesta del 'no debe regularizarse o despenalizarse' en la opinión pública sigue siendo contundente. Por eso, para que ocurra la regulación, el presidente debe aceptarla". Pero en un país tan conservador esa regulación tendría altos costos para los grupos políticos en el poder, entre los que destaca López Obrador. "¿Qué se necesita?", se pregunta, y se responde a sí mismo Galván de las Heras: "Un presidente de la República al que no le importe el costo político de regulaciones así, que esté convencido de que sea lo mejor para el país. A veces los gobernantes no quieren subir los impuestos, porque es una medida impopular, pero muchas veces resulta necesaria para el bien común". La regulación de la mariguana no sólo es para el bien de quien la fuma, sino para millones que se beneficiarán en el terreno de las libertades y otros derechos humanos.

El proceso de regulación prometido por la Cuarta Transformación (4T), como bautizó López Obrador a su gobierno, decepcionó a pacientes, activistas, usuarios y legisladores que lo han impulsado por décadas.

En cambio lo que se obtuvo fue una "sobrerregulación que no ha dejado de ser punitiva penal y administrativamente", según la exlegisladora Martha Tagle. "Son tres vías para acceder legalmente: el autoconsumo, es decir, poder sembrar en casa; el consumo asociado, y el mercado legal. Pero todas estas vías tienen una cantidad de trabas burocráticas tal que generan una sobrerregulación que perpetua al mercado ilegal."

Con el adefesio de regulación que priva en México se ampliaron los márgenes de discrecionalidad para las sanciones contra quienes posean más del gramaje permitido por ley. Si poseemos entre 28 y 200 gramos, la pena es una multa, lo que hace babear a los policías corruptos y mordelones. Según Tagle, "los uniformados corruptos dirán: 'Tú decides si me pagas a mí o te entiendes con el del Ministerio Público'. Y entonces se amplían los márgenes de discrecionalidad, porque ya le pusieron un precio a la mordida". La feria de la corruptocracia.

La 4T nos hizo imaginar que unicornios surcarían felices el cielo mexicano de la regulación cannábica. Habrá usuarios que nunca creyeron en sus promesas de campaña, activistas y ciudadanos informados que desconfiaron de las palabras de López Obrador, pero en general privó una ilusión de que el gobierno de la 4T haría las cosas diferentes a favor de la regulación de la mariguana. Los hechos demuestran que no fue así, la promesa resultó puro atole con el dedo… de en medio.

Tagle fue diputada federal de 2018 a 2021, trabajó en el Congreso de la Unión, o "cámara baja", como solemos llamarla los reporteros. "Cámara baja" no porque sea "baja" en valores (salvo dignas excepciones de legisladores), ni por las bajezas legislativas que se ven casi todos los días, sino que obedece a una costumbre española de ubicar a los senadores en la aristocracia y burguesía de España, por eso su cámara es "alta"; mientras que los diputados eran representantes del pueblo y, por lo tanto, de una clase más "baja".

–¿Qué cambió con la 4T? –le pregunto a Tagle.

–No hay mucha diferencia, sigue habiendo prejuicios, falta de información, diputados que repiten las mismas tonterías sobre la mariguana. Afuera, en las calles, hay mucho mayor activismo.

–¿En el terreno medicinal qué mejoró?

–Es un terrible drama. Quedó aprobada una mala regulación y seguimos esperando el reglamento desde hace años. Hemos estado batallando contra una visión bastante restrictiva del tema del acceso a cannabis medicinal, cientos de personas que requieren el acceso medicinal fueron a hacer sus solicitudes a la Cofepris y en el mejor de los casos les resolvieron meses después y en el peor nunca recibieron una respuesta.

Margarita Garfias es una de ellas. Al no tener acceso a medicamentos que traten a su hijo Carlos, tiene que recurrir al autocultivo, pero "las fracciones arancelarias están prohibidas para realizar la importación [de medicamentos], incluida la semilla", la famosa semilla y su trazabilidad surreal que explicaré líneas más adelante: "Si recurres al cultivo, que es la opción que nos queda a quienes necesitamos productos derivados del cannabis para salvar la vida de nuestros hijos, te avientas el trámite en la Cofepris, que te enfrenta a una serie de candados y esperas de muchos meses. El permiso lo tramité en octubre de 2020 y me lo entregaron en agosto de 2021", pero su calvario no terminó ahí, "porque tuve que sacar otro permiso, o más bien, presentar un aviso de que iba a cultivar plantas, ¡pero cómo vas a presentar el aviso si no hay citas en la Cofepris!", y lo peor "es que la semilla tiene que ser legalmente introducida al país, ¿pero cómo vas a tener una semilla introducida legalmente al país si no hay una fracción arancelaria que lo permita? Entonces estamos en el cuento de nunca acabar".

A Margarita Garfias, mamá cultivadora, la entrevisté en 2017 para incluir su testimonio en *Mariguana a la mexicana*.[1] Hoy se dedica a cuidar a su hijo, un adolescente con discapacidad múltiple y epilepsia farmacorresistente,[2] cuatro años después le pregunto:

—Usted me había dicho que para conseguir derivados de la cannabis importados y tratar a Carlos gastaba entre 60 000 y 80 000 pesos al mes. ¿Hoy cuánto gastan los padres?

—Sí, y cuando nos tocaba hospitalizar a Carlos para algo que se llama inmunogamaglobulina gastaba 35 000 pesos, más los aceites [importados], que significaban otros 13 000 pesos; más los gastos

[1] Grijalbo, México, 2018.

[2] Con farmacorresistente, me aclara Margarita, "me refiero a que es resistente a los fármacos, pero no al aceite de cannabis".

de importación, unos 20 000; agrégale lo de sus medicamentos base: 18 000; en total algo así como 86 000 pesos mensuales. Ahora lo que estoy gastando entre las semillas y su cultivo, que implica la lámpara y algunos otros aditamentos de una sola compra, porque duran mucho, y siempre y cuando mientras reciba algunos medicamentos que tiene el Instituto Mexicano del Seguro Social [IMSS], en promedio son 550 pesos al mes. Que aunque suena poco implica que debo comprar medicamentos que el Estado tiene la obligación de proveer, lo que no quiso hacer el IMSS, pero eso implicará iniciar una demanda aparte, porque en México [en el gobierno] atienden a amparazos. Antes era a periodicazos, hoy es con amparos.

Le pregunto cómo está su hijo Carlos, y conmovida me respondió que "está muy bien, ya no ha tenido crisis. Ya no hemos pisado un hospital desde que comenzamos a utilizar la cannabis. Apenas algunas crisis esporádica de esas que no afectan su punción, sus habilidades, etcétera. No se ha podido desarrollar más debido a la pandemia por covid-19 porque no hay escuelas, eso lo tiene estancado, pero hoy está conectado con el mundo, disfruta de lo que come, se relaciona con quien está enfrente..." Margarita se emociona y comienza a llorar, "eso es un regalo maravilloso, porque tenemos la libertad para elegir su tratamiento", pero recupera el aliento y con la mirada fija me dice: "Porque el gobierno no es quien te debe decir qué usar o qué no, el gobierno no debe decidir quién vive o quién muere". Pero sucede, le recuerdo, "sucede, y eso es algo como la necropolítica".

Margarita se describe como "el arroz de todos los moles", porque en 2018 fundó la organización Familias y Retos Extraordinarios, y hoy forma parte de Regulación por la Paz y de la organización

Yo Cuido, que busca visibilizar el derecho al cuidado de un ser querido como un trabajo que necesita garantías y derechos para llevarse a cabo con dignidad. "Cultivo mis plantitas, echándoles agüita, pero no matándolas de amor como a veces nos equivocamos por tanta agua o echándoles cosa y media que las mata, trato de que no tengan bichos y las pongo lejos de mis otras plantas, con el agua y luz suficiente, con abono orgánico, con paciencia, afecto, cosechándolas con dedicación, con el corte y manicurado correcto, con el secado indicado, corriendo el riesgo de que se molesten mis vecinos porque vivo en un departamento y el olor en todo este proceso es muy intenso, pero vale la pena culminarlo con la extracción que termina en los aceites" que han salvado la vida de Carlos.

¿Por qué se ha retrasado la regulación? Aram Barra compara nuestra situación con la de los casos legislativos en Uruguay y Canadá, "dos lugares donde no necesariamente se tenía el apoyo de las mayorías, pero sí toda la voluntad desde el más alto lugar del Ejecutivo que impulsa la reforma. Hay gente que no está informada en varios niveles. Tomadores de decisiones en el Legislativo y el Ejecutivo de mediano y alto rango, y en la opinión pública en general: entre las masas. Se sigue utilizando el argumento de que esto tiene un costo político demasiado alto para proponerlo, pero a puerta cerrada están de acuerdo. Te lo dicen los mandos medios y altos, ¡y la fuman!" Costo político que terminan pagando los pacientes que no tienen acceso a medicamentos de calidad y buen precio, a quienes las actuales restricciones impiden tener una mejor calidad de vida simple y sencillamente porque un grupo de hombres y mujeres no quiere arriesgar su poder político en México. Es una actitud política mezquina.

¿Cómo combatir esa doble moral, esa hipocresía? López Obrador ha dicho que, además de Benito Juárez, los presidentes mexicanos que a su juicio han sido sus mejores ejemplos son Lázaro Cárdenas y Adolfo López Mateos. Pero hay un abismo entre sus estilos de gobernar. López Mateos no hizo esfuerzos por regular la mariguana y plantarle cara al prohibicionismo impulsado internacionalmente por Estados Unidos. Pero Cárdenas, según el historiador Ricardo Pérez Monfort, es un ejemplo a estudiar. Le pregunto por qué el general michoacano legalizó la mota y López Obrador se resiste. Esto me respondió el historiador:

—La despenalización con Cárdenas fue algo sensato y la argumentación era más de tolerancia que de intolerancia. Cárdenas era una persona tolerante. También tenía sus posiciones rígidas en algunas cosas, pero en esa tesitura destacó. Desde luego que le parecía terrible el alcoholismo dentro del Ejército, no le gustaba la idea del trabajo sexual entre las tropas, ni entre la sociedad mexicana. Optó por medidas antialcohólicas y desde luego cerró muchas de las zonas rojas tanto en Michoacán como en la Ciudad de México. Pero en relación con la mariguana, y en general con lo que hoy llamamos drogadicción, no creo que haya sido una figura prohibicionista radical estilo Anslinger.

—¿Qué circunstancia veía Cárdenas en ese México tan diferente al de hoy? —le pregunté.

—Se daba cuenta de que había, dentro del ámbito judicial mexicano, mucha corrupción al respecto, por lo que una de las formas de paliarla entre jueces y la policía de narcóticos y sanitaria fue precisamente regulando racionalmente. Por ejemplo, en el caso de la policía de narcóticos, se dio cuenta de que la corporación tenía armamento, lo que el general Cárdenas prohibió inmediatamente. ¿Por qué? Porque la policía de narcóticos, o la policía sanitaria, estaba avocada no solamente al asunto del tráfico de drogas, sino también al combate de la alteración de la leche, la producción de venenos y cosas similares. Entonces el uso de armamento para esa policía traslapaba las funciones del Ejército y la policía judicial. Él no quería darles más poder y planteó la regularización. Aunque años más tarde tuvo que dar marcha atrás por presiones estadounidenses.

El periodista Jorge Zepeda Paterson publicó un artículo que tituló "Cárdenas y López Obrador, la rivalidad soterrada"[3]. El escritor explica: "Podría hacerse un libro sobre la relación entre el obradorismo y el cardenismo. O, mejor dicho, sobre la ausencia de una relación. Habría razones personales e ideológicas para que el movimiento político del actual presidente asumiera la obra de Lázaro Cárdenas y la de su hijo Cuauhtémoc como columnas fundantes, como prólogos de su propia obra transformadora. Pero no es así… De todos los presidentes del siglo pasado o del actual, el general Lázaro Cárdenas (1934-1940) es el único que Andrés Manuel López Obrador podría considerar un precursor, pero no lo hace. Hace casi 90 años Cárdenas introdujo reformas aún más radicales y en la misma dirección que lo hace el gobierno de la Cuarta Transformación".

Este gobierno de la 4T "nos vendió la idea de que era de izquierda y que iba a haber cambios reales –insiste Margarita Garfias–,

[3] *Milenio*: https://www.milenio.com/opinion/jorge-zepeda-patterson/pensandolo-bien/cardenas-y-lopez-obrador-la-rivalidad-soterrada.

pero creo que a este señor [López Obrador] le encanta el doble discurso, le encanta salir a la cámara y decir una cosa y por atrás hacer otra. Y en ese doble discurso resulta más derechista que el papa, cosa de ver la inconclusa regulación de la mariguana, pero también el derecho al aborto en todo el país, el matrimonio igualitario en todo México, los presupuestos a la salud y los pacientes con cáncer que están muriendo por la falta de medicamentos en un Estado de necropolítica".

Pero Galván de las Heras dice que no hubo ni siquiera una oferta clara de regulación de mariguana durante la campaña de López Obrador:

–¿No que con la 4T de Andrés Manuel López Obrador seríamos más progres? –lo provoqué.

–Eso ni siquiera nos vendieron. Podríamos reclamarlo si nos lo hubieran ofrecido, pero no lo hicieron. El presidente se alió con el Partido Encuentro Social, uno muy conservador. No ha demostrado ser realmente un gobierno de izquierdas como cuando gobernó el entonces Distrito Federal y estaba en el PRD. El tema de matrimonios entre personas del mismo sexo, por ejemplo, lo evade todo el tiempo, se hace de la vista gorda. Lo que sucede es que los mexicanos somos políticamente correctos con temas controvertidos que no discutimos ni reflexionamos, sólo los entendemos como prohibidos, tal es el caso del aborto o la despenalización de las drogas.

Según Frida Ibarra Olguín, abogada de México Unido contra la Delincuencia, hay algo ganado, "un punto avanzado desde 2015 cuando la Suprema Corte declaró inconstitucional la prohibición absoluta de la mariguana, porque reconoció que las personas tienen derecho al libre desarrollo de la personalidad". Sin embargo hoy ese derecho es de pocos porque, a decir de Ibarra Olguín, "lo grave de la prohibición es el aspecto penal y las consecuencias que esto ha generado en el sistema penitenciario y en nuestras instituciones de justicia que están sumamente enfocadas en la incriminación sobre todo de jóvenes, morenos, de estratos sociales bajos que siguen siendo criminalizados".

Y es que en el Senado hubo varios dictámenes que fueron criticados por activistas. Algunos planteaban restricciones, por ejemplo que en las casas las personas pusieran dispositivos de filtración para el humo o que no se pudiera fumar enfrente de niños, algo completamente irracional, según expertos, porque la autoridad no podía verificar que en los hogares se fume o no frente a los menores. Surreal, gritaría Dalí. Ni en la Cámara de Diputados ni en el Senado despenalizaron el delito de posesión simple, que es el que permite tenerla para que podamos consumirla. Los plazos que mandataba la Suprema Corte para que el Legislativo corrigiera los artículos incompatibles con el derecho al libre desarrollo de la personalidad eran burlados una y otra vez a la vista de todo el país, lo que provocaba frustración entre pacientes, usuarios, productores, encarcelados y activistas. Por ello la Corte emitió su declaratória de inconstitucionalidad en 2021 y, haciendo política con la ley, generó un limbo preocupante, porque "al no hacer su trabajo, el Senado y la Cámara de Diputados generaron un vacío jurídico muy importante que pone en riesgo a los usuarios, a pesar de la declaratoria de la Corte", señala Ibarra Olguín a quien le pregunto si se siente timada por Morena, López Obrador y Sánchez Cordero, que prometieron lo que no han cumplido:

—Sí, estoy decepcionada. Siento que tenían todo para que esto saliera pronto, porque muchos otros asuntos han sido resueltos de manera rápida. Pero entre las prioridades del Senado y del Congreso definitivamente no estuvo regular la mariguana.

Para Tagle, "la 4T hizo mucho… O sea, una manera de tratar de cumplir con la Corte pero sin contradecir la visión del Ejecutivo, de López Obrador".

—¿El presidente no quiere regular la mariguana? —le pregunto a la política.

—Sabe que debe hacerlo, pero el problema es su visión respecto a ella, que, como en muchos temas, es bastante conservadora, atrasada y llena de prejuicios.

—¿Y qué papel jugó Olga Sánchez Cordero?

—Fue decepcionante porque los activistas creían que tenían una aliada en el gobierno, porque cuando estuvo en el Senado presentó una iniciativa más abierta con posibilidades de avanzar y hacerlo mejor. No creíamos que las cosas se pusieran peor.

—Yo siempre digo que en México no puedes creer que ya nada puede ser peor, porque siempre se pone peor, Martha.

—Pues yo digo que, entre lo que salió del Senado y lo que salió de la Cámara de Diputados, todo salió peor.

La agenda del presidente no nos permitió una entrevista sobre este tema.

Jesusa Rodríguez es la senadora suplente de Sánchez Cordero. Cuando la ministra en retiro asumió el cargo en Gobernación, Rodríguez tomó posesión del escaño. La admirada dramaturga vuelta política cree que "se puede dar el primer paso allanándose a lo que hizo la Cámara de Diputados para ya no regresarla a esa cámara de origen. Con lo cual resultaría una regulación más o menos... ¿cómo le podríamos llamar?", de a mentiritas, atajé, y ella respondió, autocrítica: "Deficiente, porque habrá que corregirla, aunque simbólicamente le daría un mensaje a la población y al mundo de que el país ya comenzó [a regular]". Pero en México nos distinguimos por comenzar las cosas y no terminarlas. Ejemplos sobran.

Le pregunté a Jesusa Rodríguez si cree que el presidente López Obrador quiere que se regule la mariguana y fue muy clara en su respuesta: "Creo que no está en su agenda prioritaria... pienso que él se asusta de que esto vaya a abrir la puerta a otras cosas a nivel de la drogadicción. Tampoco el presidente tiene que saber de todo, y en este caso yo creo que el tema de las drogas es un tema complejo, tú que has escrito sobre eso lo sabes".

En 2019 se presentó una serie de dictámenes propuestos por varios senadores que, además del de Sánchez Cordero, incluyeron los de otros, como Patricia Mercado, con la asesoría de varios especialistas, y el de Miguel Ángel Osorio Chong, quien fue secretario de Gobernación durante el peñanietismo y al mando de las fuerzas del orden federales combatió las actividades cannábicas con violencia y sin ánimo de impulsar una regulación desde su poderoso escritorio en Bucareli. Para 2020 llegó la pandemia de covid-19 y con ella un primer dictamen aprobado por el Senado y enviado a la Cámara de Diputados que, a su vez, realizó cambios, "y es que el dictamen que salió del Senado –dice Jesusa Rodríguez–, tampoco fue un dictamen de gran avanzada, estaba lleno de contradicciones y no resolvía, en definitiva, la problemática que planteaba la Suprema Corte de Justicia en cuanto al libre desarrollo de la personalidad. Pero a pesar de eso, con una cierta protesta yo voté a favor, aunque seguimos con ese atavismo de que consumir esta planta está mal, y eso estaba reflejado en el dictamen".

Patricia Mercado, senadora de oposición, compartió su visión sobre este merequetengue legislativo. Dijo tener "la convicción, digamos, de que sí es posible sacarlo adelante en los próximos tres años, pero igual, sigue abajo de la mesa. Incluso hay una propuesta de separar cáñamo de cannabis para, finalmente, darle rienda suelta a la opción de la industria, y bueno, pues esto a lo mejor va por otro camino. Yo no soy de esa idea porque entonces lo lúdico se rezagará". Su colega en el Senado es Sánchez Cordero, quien al regresar a su escaño se convirtió en la presidenta de la Mesa Directiva de esa cámara. Mercado confía en ella, "en su liderazgo, porque tiene una agenda con la que se ha comprometido públicamente y pueda trabajar para construir un acuerdo entre el gobierno federal y el Congreso, ella lo puede hacer", pero no lo ha hecho, le dije, para escucharla responder que Sánchez Cordero "se encontró con esta posición del gobierno federal de 'no se avanza', y bueno, pues era la secretaria de Gobernación, no puede inventarse una política, tiene que apoyar la propuesta del presidente". En 2006 López Obrador, cuando por primera vez fue candidato presidencial, compartió boleta con Mercado, quien también quería sentarse en la Silla del Águila. Durante aquella campaña Mercado salió del clóset verde y confesó haber fumado mota. Los medios de comunicación consignaron la declaración y la opinión pública y publicada recibieron, en general, muy bien semejante declaración progresista. "Digamos que había que poner el ejemplo –recuerda Mercado–. En ese momento, como candidata a la presidencia, me escuchaban, me veían y yo tenía la propuesta, efectivamente, de la legalización, de apostarle a la prevención, de apostarle a la inversión para uso problemático y dejar la visión punitiva, no solamente con respecto a cannabis sino a todas las drogas, aunque, por supuesto, había que tener regulación. Entonces cuando me lo preguntaron, pues muy espontáneamente dije que sí, y así ha sido hasta la fecha, 'sí, la probé cuando estaba joven, no fue algo que me gustara y ya', porque hay una parte de la población que está esperando que este tipo de propuestas se pongan en la mesa porque la política punitiva no está ayudando; después de esa elección Felipe Calderón empezó con la guerra contra las drogas ¡y mira lo que tenemos en este momento!"

Ricardo Peralta Saucedo fue subsecretario de Gobernación en tiempos de Sánchez Cordero y quien la acompañó a presentar la propuesta de regulación en el Senado. Según el abogado, "es una situación anacrónica la regulación de la mariguana. Estamos a destiempo. Llevamos 50 años de retraso. En Europa y otras partes del mundo ya están pensando en regular y controlar otro tipo de sustancias y nosotros no terminamos". El ahora catedrático de la Facultad de Derecho de la UNAM me responde sobre la 4T y su agenda legislativa: "Siéndote franco, la importancia de Estado que podría tener una legislación de esta naturaleza, en mi opinión, no es vital. No creo que en este momento tenga un interés por parte del gobierno de México, no tiene viabilidad para un tema de convivencia o gobernabilidad. Por el contrario, el gobierno de México podría entrar en un riesgo mayor si una legislación tan amplia se aplicara en el territorio nacional. No existen las condiciones para hacerlo. ¿Qué es lo que yo creo que el gobierno sí puede permitir que suceda y que sí puede ocurrir? La parte medicinal".

Pero lo que se aprobó es un Frankenstein legislativo aún más condenatorio que quita a los campesinos la posibilidad de tener un periodo de gracia en la producción y la comercialización de esta planta, "lo que atenta contra la base fundamental de este proyecto que era la justicia social", dice Jesusa Rodríguez, quien al pedir una explicación sobre la tardanza a la coordinación de su bancada en el Senado, a cargo de Ricardo Monreal, recibió una respuesta poco clara, "me imagino que tuvo que ver con el periodo electoral [en 2021 hubo elecciones intermedias], con que las aguas no estuvieran movidas para que se pudiera llevar a cabo un proceso electoral en paz. De todas maneras me parece que cada día que pasa México se rezaga en esta legislación".

Para Rodríguez, la regulación se ha encontrado con "una serie de obstáculos que se dan normalmente al interior del Senado pero que muchas veces tienen su origen en el cabildeo de quienes están interesados en hacer negocio con una legislación". Personas entrevistadas para este libro, que piden no ser identificadas, dicen que hubo sobornos recibidos por algunos legisladores por parte de representantes de farmacéuticas transnacionales, así como presiones de cabilderos, quienes representan a grupos de interés durante el proceso legislativo, persuadiendo a los diputados y senadores para influirlos a cambio de beneficios económicos o en especie. No todos cedieron a esa corrupción, cuentan. La manera de operar de los cabilderos fue muy concreta: identificaron a quien iba a presentar la propuesta y a los que la votarían en cualquiera de las cámaras, hablaron con ellos y detrás, siempre detrás, consiguieron que la ley quedara como ellos la pactaron previamente, y los votos así lo manifiestan, según versiones. Las discusiones en contra de las legislaciones mal hechas a veces descarrilaron sus intenciones corporativas; las protestas de los activistas retrasaron esas intenciones y, a decir de los consultados, eso habría provocado que el proceso se detuviera hasta ahora.

Según la exdiputada Tagle, "siguen prevaleciendo los prejuicios, la desinformación, las tentaciones y debilidades por los sobornos y los viajes a cambio de un voto a favor de la regulación que les convenga, por ejemplo, a los farmacéuticos" para que sean los beneficiarios principales con la venta de sus productos en México. Farmacéuticas de Canadá y Estados Unidos invitaron en varias ocasiones a diputados y senadores miembros de las comisiones que discutían la regulación en ambas cámaras a realizar viajes por sus plantas productoras. Intenté entrevistar al senador con licencia Miguel Navarro Quintero, ahora gobernador de Nayarit, y a Julio Menchaca Salazar, presidente de la Comisión de Justicia del Senado, pero no obtuve respuesta. Tampoco por parte de otros legisladores miembros de las comisiones involucradas que discutieron las reformas.

Para Catalina Pérez Correa, profesora e investigadora del Centro de Investigación y Docencia Económicas (CIDE), el control de la semilla queda en manos de las farmacéuticas: "Imagino que muchos de estos legisladores no consideran que están haciendo mal, sino que dicen: 'Tal vez tiene razón el representante corporativo: es más seguro tener controlado el origen de la semilla', etcétera. No creo que todos simplemente tengan una racionalidad corrupta, sino que hay unos que sí creen que es la mejor forma de regular. Quizá, no estoy segura. Lo que sí queda claro es que no es la mejor regulación para los mexicanos, mucho menos para los campesinos mexicanos o los pequeños productores que al final del día quedarán en la ilicitud".

Según Margarita Garfias: "Obviamente que [la venta de] todos los derivados farmacológicos benefician a las farmacéuticas, pero tiene que haber farmacéuticas. El chiste es que estas farmacéuticas no lucren con el dolor y ofrezcan productos a precios accesibles, no como los suplementos en el mercado, que cuestan 6 500 pesos, cuando un derivado farmacológico, en los países donde está regulado, vale de 60 a 100 dólares [1 200 o 2 000 pesos] por los mismos miligramos que estos suplementos alimenticios. Lo que se busca evitar, sobre todo, es que se monopolice el mercado".

Pero sumemos al análisis otras perspectivas. La abogada Ibarra reflexionó sobre el riesgo de corrupción en estos procesos legislativos, lo que, dijo, "es peligroso, sin duda, por lo que en México Unido contra la Delincuencia hemos tratado de darles a los legisladores los insumos informativos y les hemos dicho por qué es bien importante que la regulación no sea cualquier regulación, sino una que tenga este enfoque de justicia social que tanta falta nos hace".

–Pero ustedes no les pueden dar los viajes, ustedes no les dan el dinero, ustedes no les dan los regalos que, según versiones, se han ofrecido.

–Claro, ése es el gran problema. Pero nosotros hacemos lo que está a nuestro alcance y lamentablemente sobre la conciencia de cada uno de los senadores y diputados quedará a qué lado le hacen más caso y dónde están sus prioridades.

–¿Y no te da coraje?

–Sí, estoy súper enojada. Es estresante que después de tres prórrogas no se hayan puesto a arreglar el dictamen.

¿Por qué se disputa el control de la semilla? Comencemos por explicar qué es "la trazabilidad", acaso uno de los conceptos más surrealistas a los que me enfrenté en esta entrega. Se trata de un trazado, literalmente, del punto de origen de la semilla hasta su florecimiento y uso, identificándola con un código único. Las absurdas y criminalizadoras leyes mexicanas permiten (a los que tienen el privilegio de un amparo) los usos de la cannabis, como cultivarla, ¡pero prohíben la compra de la semilla porque la consideran ilegal! ¿Qué? ¿Los legisladores creen que las plantas de mota nacen por generación espontánea? ¡Breton, ayúdame a entender!

¿Dónde se consigue la semilla? En países como Estados Unidos y Canadá, donde su comercialización está regulada pero su importación prohibida en México. Cuando se regule su uso adivinen quiénes se beneficiarán con su comercio. Exacto, las grandes empresas extranjeras que sí pueden garantizar las semillas a los productores y usuarios en México. ¡Qué chulo es el monopolio!, ¿verdad? Según la lógica ilógica de la trazabilidad de la semilla, una planta de cannabis tiene que demostrar el origen legal de su semilla. ¿Quiénes son las fuentes legales hoy? Las farmacéuticas, por ejemplo, que las tienen patentadas en el marco de un sistema jurídico que permite su producción, requisito que excluye todas las cepas de mariguana ilegales que hoy existen en México, llevándose entre las patas a la mayor parte de productores mexicanos que no tienen los recursos para gestionar su legalidad, ni tienen el dinero para hacer inventarios de sus semillas y cepas, lo que imposibilita una producción nacional.

Irónicamente, los legisladores mexicanos son los únicos en el país que pueden hacer con la mariguana lo que quieran porque tienen fuero. "Algún día escuchaba a Alejandro Madrazo[4] que son ellos, los diputados y senadores, quienes realmente pueden usar cannabis sin ser sancionados porque tienen fuero. Y nosotros, que no tenemos ni fuero ni amparo pero queremos fumar, tendremos que pedirles que nos pongan un churrito en la boca. Así de absurda es nuestra legislación", me cuenta Adriana Muro, abogada feminista y directora de Elementa DDHH. Para ella, en la trazabilidad de la semilla "nace el sistema prohibicionista mexicano. De nada sirve que a mí, persona usuaria, me den 'chance' de usar cannabis si están penalizadas la posesión, la venta, ¡y la semilla! Dicen que está regulado, pero muchas actividades resultan ilegales. De nada me sirve toda esa trazabilidad, incluido el mercado, si no está regulada con reglas claras. Legalización es que todos la podamos usar sin ningún tipo de regla, y la regulación, precisamente, es la que señala las reglas del juego. Por lo tanto, la trazabilidad vuelve inoperante el uso y el ejercicio del derecho al libre desarrollo de la personalidad". ¿A poco no todo esto es como sacado de una pesadilla?

—¿Por qué esta crueldad contra quienes necesitan productos derivados de la marihuana para vivir? —le pregunto a José Manuel Vallejo.

—Por miedo, tabúes, ideas religiosas, tal vez, que se mezcla mucho con la cultura popular donde cosas tan arraigadas como decir "mariguano" es mal visto, es un término peyorativo para alguien. Y por el otro lado están las grandes farmacéuticas que están tratando de guardarse el mercado para sí mismas: como ellos no han terminado su proceso para poder tener los productos en anaquel

[4] Reconocido abogado, investigador y profesor mexicano.

y todo certificado con cuatro *clinical trails* y no han cumplido con todo lo que les pide la Cofepris para hacer un medicamento como tal, entonces no dejaron entrar a ninguno de los otros jugadores al mercado y les cerraron la puerta diciendo que sólo habrá medicamentos farmacológicos, ése fue el truco.

—¿O sea que todos los caminos llevan a las farmacéuticas?

—Pues sí, el miedo, el tabú y las farmacéuticas son los dos grandes problemas que tenemos de por medio. Son los grandes monstruos corporativos que han ido acaparando todo el poder en todos los rubros: lo vemos en las refresqueras, lo vemos en las cerveceras, lo vemos en alimentos y bebidas, como Nestlé; lo vemos en farmacéuticas como Bayer, que ya compró Monsanto, entonces va a empezar a controlar también alimentos. Estos grandes consorcios transnacionales han ido acaparando el mercado y dejan a menos jugadores en la cancha, y cuando tienes menos competitividad tienes más maña y menos gente que pueda hacer que la competencia esté pareja.

—¿E influyeron en la decisión de los legisladores?

—Sí, sí influyeron en los legisladores en 2017. Influyeron sobre todo canadienses y estadounidenses que ya están cotizando en bolsa, que en realidad no están peleando por un producto de buena calidad, sino por mayores márgenes de ganancias para sus accionistas.

Para Muro, "lo que se vive en México en lo medicinal es la burocratización del ejercicio del derecho, porque a pesar de que hay muchas ganancias en las narrativas y en los litigios en relación con las bondades del uso medicinal, el Estado sigue necio en querer materializar ese derecho. Por eso vemos a las mamás litigando, paradas afuera de donde despachan las autoridades administrativas para que les den los permisos".

Las mamás, siempre las mamás, luchando por sus hijos. Ellas y otros familiares dan la pelea que los timoratos en el poder no han querido dar en todas estas décadas. Ellas y sus familiares son figuras de activismo y participación política para eliminar los estereotipos sobre el CBD y el THC, algunos de los psicoactivos de la mariguana que la evidencia científica señala como herramientas imprescindibles para mejorar la salud de pacientes de todas las edades.

"Primero deberíamos beneficiar a los consumidores –recalca Tagle–, debemos pensar cómo le hacemos para que el consumidor pueda, desde su casa, sembrarla fácilmente, acceder realmente a las semillas sin tanta complicación. Pero en cambio vemos las manos de esta industria internacional, la más interesada en las licencias integrales, esas a las que no todo mundo tendrá acceso por no contar con la capacidad de pagar una licencia y cumplir con todo el proceso de trazabilidad que incluye ponerle este código de barras a la semilla hasta que llegue a tu producto final; los productores mexicanos no pueden competir porque no cualquiera tiene esa producción desarrollada."

Busqué a Olga Sánchez Cordero y pactamos una entrevista. La ministra en retiro de la Suprema Corte conversó conmigo desde su oficina en el Senado de la República. Comenzó aceptando que en la legislación cannábica "nos estamos quedando un poquito atrás, yo creo que esto debió haber salido hace, cuando menos, varios años. Es momento de que salga ya". Sobre las críticas a la falta de voluntad del presidente López Obrador para concretar la regulación, Sánchez Cordero opina que "estos temas son controversiales: la sociedad en sí está a favor y en contra. Es como la despenalización del aborto, que también, por cierto, evoca el libre desarrollo de la personalidad".

–¿Usted habló con el presidente y le dijo: "Vamos a hacer esto en términos de regulación", y el presidente le dijo: "No, no, no, porque ahorita estamos muy polarizados"?

–No es que me haya dicho [eso]. Cuando le dije: "Voy a presentar una iniciativa", yo estaba, digamos, nominada como secretaria de Gobernación, si se puede decir "nominada" en una futura posición. Hablé con él y le dije: "Presidente, presentaré la iniciativa antes de dejar el Senado", y me dijo: "Adelante". Es más, aunque no me hubiera dicho "Adelante", yo la habría presentado, porque es mi convicción personal. Después creó un grupo técnico en la reunión de seguridad para revisar [la regulación], [porque] lo que le importa más al presidente es si va o no a bajar la violencia en el país, y evitar que los jóvenes que por algún motivo tenían más del gramaje que está permitido vayan a la cárcel, que es la escuela del crimen, hay que decirlo con todas sus letras. Entonces la línea es muy delgada, mi querido Nacho, ¿por qué? Porque teniendo una posesión de drogas de esta naturaleza puedes ser señalado e imputarte la condición de narcomenudista.

–¿Y la conclusión del presidente fue que no iba a terminar con la violencia?

–Nuestra conclusión en el grupo técnico fue la siguiente: las drogas duras son las que más afectan a la población.

–Usted ha dicho que también está a favor de la regulación de esas drogas.

–Depende cuáles. Yo sí estaría de acuerdo en la regulación de las drogas naturales, concretamente, de la amapola. Estoy en contra totalmente de regular, y más bien, de dejar al mercado las drogas duras, las drogas sintéticas. Yo creo que esas drogas definitivamente sí deberían de estar prohibidas, ¡imagínate! Nosotros [observamos que] en los laboratorios de drogas sintéticas había sosa cáustica, o sea, le ponían sosa cáustica.

–Senadora, pero los activistas, abogados, pacientes critican que no sea prioritaria la regulación de la mariguana…

–No, yo diría que para el Congreso sí debería de ser prioritaria, para el Congreso, el Poder Legislativo, que es un poder separado del Ejecutivo. Yo digo que sí debería de ser prioritaria por dos razones: la primera es que tenemos que cumplir con un mandato judicial. Ésa ya nada más por sí y *per se* es suficiente para ser prioritaria… No sé cómo la veas tú…

–Creo que debió de haber sido prioritaria y el Ejecutivo reglamentar lo que tenía que reglamentar.

–A ver, la segunda razón es regular el uso y la utilización de una planta natural que puede ser exponencial para uso medicinal, exponencial para el cáñamo, exponencial también para tener una respuesta a las poblaciones criminalizadas y una justicia social. Entonces por justicia social, por el uso lúdico, por el uso medicinal, por derechos humanos y por lo exponencial que puede ser el cáñamo, deberíamos regularla.

–¿Cree usted que cuando termine este periodo haya regulación?

–Yo quisiera que así fuera. Claro, yo no soy la única, somos 128 senadores.

–Y 500 diputados que regresan dictámenes…

–No es una voluntad personal mía nada más.

–Pero usted es la presidenta del Senado, es una mujer muy poderosa. Usted fue secretaria de Gobernación, tiene el poder para hacerlo.

–¿Yo tengo el poder para empujarlo? La respuesta es sí. ¿Tengo el poder para convencer a algunos o a algunas? La respuesta es sí, pero son 128 senadores y 500 diputados, pero sí podemos empujar, y como dices tú, en la presidencia del Senado podemos, digamos, o estamos preparados, a lo mejor, para poderlo listar ya como un tema de que salga de comisiones y que las comisiones nos den ya su dictamen para poderlo discutir en primera lectura y en segunda lectura en el Senado... Yo creo que podríamos hacerlo, cuando menos todo lo que es el uso medicinal, el uso lúdico de la marihuana, el tema de justicia social y derechos humanos lo podríamos hacer una reglamentación.

Le pregunté si sigue usando las gotitas que confesó usar en una entrevista de radio. "Sí, claro que las sigo usando. Mira, aquí las tengo", me las mostró de entre las cosas en su escritorio. "Son las gotas de nanopartículas de cítricos, estas gotas de nanopartículas de cítricos son, dicen, suplemento alimenticio, pero más allá, este tipo de nanopartículas, como es más pequeño que el coronavirus, lo penetra, ¿y sabes qué hace? Le disuelve la grasa. Antes no había detergente para trastes con limón, era limón solo, que corta la grasa inmediatamente, la disuelve. Entonces el coronavirus y todos los virus, no solamente el coronavirus, viven porque tienen grasa y proteína... entonces los mata.

–No me diga a mí, yo creo que tiene que convencer al presidente.

–Bueno, no sé si se las tomó, pero se las mandé.

La presión de la población mexicana por regular correctamente no se ha hecho sentir y por eso pocos se arriesgan en lo político a plantear las reglas con perspectiva de justicia social para los sectores que más han sufrido la falta de regulación. Rodrigo Galván de las Heras abunda:

–¿Por qué no genera simpatías la regulación de la mariguana entre la mayoría de la banda mexicana, Rodrigo?

–No vende, pero sí te puede quitar. Dentro de esta sociedad que ya hemos descrito ¿para te qué arriesgas? No es como en Estados Unidos, donde en California sí se puede ver el uso recreativo, pero en Carolina del Sur no.

Catalina Pérez Correa coincide en que "no es una agenda popular, o sea, no es común ver a un político que se pare y diga: 'Yo voy a permitir que se venda legalmente [la mariguana] y que se produzca'; la agenda que vende más es la de la 'mano dura contra las drogas' acompañada con frases como: 'No vamos a permitir que esta basura llegue a los niños y jóvenes' ".

Claudio Flores Thomas es un respetado experto en investigación de mercados, marcas y publicidad en México. Le pregunté sobre cómo le gustaría que se diera la regulación de la mariguana en México.

–Me gusta el modelo de Canadá. Sé que más adelante conversaremos sobre los nuevos productos y la tecnología cannábica que ya existe en México, pero los canadienses regularon lo que ya se aceptaba socialmente: no se movió tanto varo, ni tanto empleo y buena parte de los efectos que se han estudiado cuando se legalizó esa industria apuntan a que el consumidor canadiense ya tenía contacto con su distribuidor, que no tenía actividades relativas al crimen organizado como lo vemos en México, y además desarrolló un consumo mucho más sofisticado con diversidad de productos como aceites, gomitas, chocolates y otros comestibles y untables desde hace muchos años. El canadiense era ya un mercadazo.

–Ése es un gran punto: un mercado sofisticado.

–Aquí creemos que sólo se fuma. En Canadá, según estudios que he revisado, la gente no quiere fumar porque las campañas antitabaco posicionaron que fumar lo que sea, mota o tabaco, es malo para los pulmones. Entonces prefieren comer una gomita, una trufa, vivir una experiencia gastronómica o hacer una vaporización. Yo creo que la regulación que tenga México en un futuro será una atrasada porque el mercado al día de hoy está diversificado.

México Unido contra la Delincuencia, al paso de los años, ha hecho un seguimiento en tiempo real de las experiencias de regulación en otras partes del mundo. En su sitio se puede consultar a detalle la experiencia canadiense,[5] la de Estados Unidos,[6] Portugal,[7] pero también de otros países[8] y ciudades.

Pensar en un modelo de regulación mexicano significa "tomar experiencias de otros países" y hacer uno auténtico, dice Frida Ibarra, "creo que Uruguay, por ejemplo, tiene cosas buenas; Estados Unidos tiene cosas malas de las que podemos aprender; Canadá también tiene cosas malas y buenas. El nuestro debe ser

---

[5] Lecciones aprendidas de la regulación cannábica en Canadá en el sitio de México Unido contra la Delincuencia: https://www.mucd.org.mx/modelos-de-regulacion-del-cannabis-en-canada/.

[6] Modelos de regulación legal del cannabis en Estados Unidos en el sitio de México Unido contra la Delincuencia: https://www.mucd.org.mx/2020/06/modelos-de-regulacion-del-cannabis-en-estados-unidos/.

[7] Despenalización de drogas en Portugal: dejando las cosas claras en el sitio de México Unido contra la Delincuencia: https://www.mucd.org.mx//wp-content/uploads/2017/10/Despenalización-de-drogas-en-Portugal.pdf.

[8] Fuentes diversas en el sitio de México Unido contra la Delincuencia: https://www.mucd.org.mx/publicaciones-politica-de-drogas/.

una mezcla, porque no hay una regulación perfecta ni siquiera en esos países".

¿Qué modelo nos gustaría que tuviera México? Pero sobre todo, ¿cómo evitar que los legisladores se hagan como el Tío Lolo y el presidente de nuestro país concrete la regulación que nos merecemos todos? Tomemos nuestro tiempo para responder, pero no demoremos.

Mientras tanto, tenemos que resolver algo muy importante: aceptar que nos gusta la mariguana, y si no es así, respetar a los que la disfrutan. Un tema personal que implica, insisto, discutir la salida del clóset verde. ¿Cómo conseguirlo? De eso se trata el siguiente capítulo.

Capítulo 3.

CLÓSET VERDE

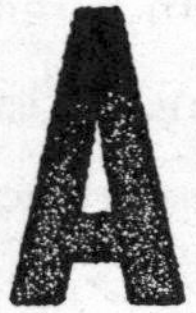

dultos y abueles que ayer, cuando fueron jóvenes, no probaron la mariguana o la rechazaron después de experimentarla, hoy se han vuelto adictos. Muchos de ellos no saben cómo decírselo a sus hijos o socializarlo con sus otros familiares, compañeros de trabajo, vecinos o amigos. Los hay quienes no sienten la necesidad de decirlo, porque tampoco es que sea una obligación hacerlo. Pero no deja de ser interesante que la típica escena en la que una madre encuentra un sobrecito de hierba entre las cosas de su hijo adolescente hoy se invierta: "Mamá, ¿y este huatito?, ¿a poco ya eres pacheca? Mi viiiiida".

O eso de que: "Hija, ¿me puedes conseguir un vape?, o como se diga, ah, y ¿unas gomitas de las que dan risa?, no son para mí, son para un amigo". "Papá, ¿a poco te las truenas con tus cuates?"

Y cuando los cachan algunos se avergüenzan. Calma, no hay por qué entrar en pánico, salir del clóset verde es una decisión personalísima que, insisto, no tiene que hacerse pública ni concretarse. Pero entre quienes lo intentan se discute la culpa, la pena y las implicaciones sociales de hacerlo. Hay quienes recomiendan comenzar la charla con una frase simple: "Hijo, soy pacheco".

Según Rodrigo Galván de las Heras, "crecimos teniéndole miedo a quien consume mariguana. Uno iba caminando de pequeño con sus padres, y cuando en la calle veías a un grupo de personas que se las estaban tronando, te decían: 'Vámonos porque esos están drogados', y sentías miedo de que te hicieran algo malo". Incluso nos advertían no frecuentar a las amistades que consumían mariguana, nos prohibían ir a los parques de noche 'porque ahí está lleno de mariguanos', pero hoy sabemos que ¡son menos violentos que los alcohólicos!"

Le pregunto a Claudio Flores Thomas, a punto de cumplir 50 años, cómo le hace un hombre tan exitoso como él para enfrentar el estigma de los consumidores de mariguana. ¿Es "chido" ser pacheco? ¿Lo ha conversado con su hija de 16 años? Claudio se parece a muchos hombres y mujeres que a su edad –o mayores– se han encontrado con la mariguana por primera vez, o la reencuentran sintiendo pena de hablar de esa adicción con los suyos. "Yo creo que derivado de que los productos culturales ya están normalizando el consumo de mariguana, sobre todo en Estados Unidos, cada vez más se observa la normalización de su uso en las películas", dice Flores. Sí, en Estados Unidos la mariguana es legal en más de la mitad de sus 50 estados para diferentes usos,[1] aunque Oregón fue más allá descriminalizando todas las drogas en pequeñas cantidades, incluida la heroína, la cocaína y las metanfetaminas. El contexto de la charla de tal importancia podría incluir la variedad de maneras de consumo de la cannabis, pero también la de drogas en el mercado. El fentanilo, por ejemplo, es

[1] Datos de Britanica Procon.org actualizados en tiempo real: https://medicalmarijuana.procon.org/legal-medical-marijuana-states-and-dc/.

un opioide[2] similar a la morfina, pero hasta 100 veces más potente entre las drogas sintéticas más consumidas en Estados Unidos que causan muertes por sobredosis. De eso poco hablamos en casa.

México no lleva la cuenta de quiénes lo consumen, por eso no trata sus adicciones ni previene las muertes por sobredosis que pueden causar. El Centro de Enfermedades Contagiosas de Estados Unidos señala que tan sólo en 2020 hubo 92 000 muertes por sobredosis, lo cual representó un incremento de 30% con respecto a 2019. De acuerdo con la Administración para el Control de Drogas (DEA, por sus siglas en inglés), un kilogramo de fentanilo puede generar 500 000 dosis letales de dos miligramos, o 10 millones de dosis efectivas de 100 microgramos; el fentanilo que se consume ilegalmente viene en forma de polvo, vertido en gotas sobre papel secante, en envases de gotas para los ojos, rociadores nasales o en pastillas. La peligrosidad y letalidad de esta droga aumenta cuando algunos comerciantes mezclan el fentanilo con otras drogas como heroína, cocaína, metanfetamina y MDMA, ya que al poner una ligera dosis de fentanilo producen una sensación instantánea de placer. O incluso con químicos, como la sosa cáustica, que provoca daños serios a la salud, como señaló en el capítulo anterior Sánchez Cordero.

Sobre estos datos, que espero sirvan de contexto para esta decisión personal, el 18 de septiembre de 2020 el secretario de la

[2] Una clase de drogas que se encuentran en forma natural en la planta de amapola o adormidera. Algunos opioides, según el gobierno de Estados Unidos, se elaboran directamente de la planta, mientras que otros, como el fentanilo, se crean en laboratorios donde los científicos utilizan la misma estructura química para fabricar opioides sintéticos y semisintéticos.

Defensa Nacional, Luis Cresencio Sandoval, expuso que el tráfico ilícito de fentanilo es muy redituable, debido a que es sumamente adictivo y requiere de una mínima inversión, tiene altas ganancias, es fácil de ocultar y el tiempo de elaboración es corto. En Palacio Nacional el secretario presentó un detallado reporte sobre el asunto y no deja de ser impresionante el precio comercial estimado de un kilogramo de fentanilo: 400 000 dólares, es decir, 8 394 000 pesos. Una pastilla de fentanilo, que se come como si fuera para la tos, tiene un valor de 20 dólares o 419 pesos; habrá que multiplicar esa cifra por los cientos de miles de usuarios en México y Estados Unidos, por mencionar apenas una región. Una ampolleta con 0.5 miligramos tiene un costo de 10 dólares o 219 pesos, de acuerdo con varios reportes, notas periodísticas e investigaciones publicadas.

Entre las drogas ilícitas destaca el gusto por el consumo de cocaína. Lo que en el mundo provoca escenas como la del río que se contaminó por los orines de quienes habían ido a un festival de música. No miento. Los orines de quienes descargaron sus riñoncitos durante la edición de 2019 del Festival de Glastonbury tenían grandes cantidades de cocaína, según reportes periodísticos, por lo que el río que atraviesa la sede del festival inglés se contaminó. Expertos de la Universidad de Bangor encontraron desechos procesados de cocaína y éxtasis. La concentración de cocaína llegó a niveles que podrían afectar el ciclo de vida de las anguilas europeas que habitan el río, una especie protegida. La cara curiosa de un asunto grave de adicción en el mundo.

Pero ya me desvié del punto. Volviendo al ejercicio de honestidad que muchos adultos quieren hacer consigo mismos y sus seres queridos respecto a su pachequez, ¿cómo hablar del consumo de una droga que no es tan dañina como el fentanilo, la cocaína y la heroína, pero sí tiene efectos graves, como se detalló en *Mariguana a la mexicana*? Flores Thomas comienza diciendo: "La mota es como un chiste, una travesura adolescente para los gringos. La fotografía en México me parece que está cambiando, estaba muy vinculada a la marginación de ese grupo de consumidores, tipificándolo o estereotipándolo como huevón y vicioso en el término más moral". Para el especialista, es el discurso de la derecha política y empresarial el que insiste en decirle al individuo lo que es bueno o no para él y su libertad.

–¿Cómo está representado el mariguano? ¿Cómo es un mariguano? –le pregunto al publicista.

–Cuando tú vas al cine y ves una comedia donde percibes que es cagado que un güey se ponga pacheco, automáticamente se desestigmatiza el consumo de mota.

Un papel importante lo juega la primera vez que cada quien tuvo con la mota. La gran mayoría de los adultos que comienzan a consumir mariguana tuvieron una mala experiencia con ella cuando eran jóvenes. "Mi primera pacheca fue en la universidad y me acuerdo de que fue una pésima experiencia, tenía 18 años, la típica historia de la presión social, en una fiesta, estábamos chupando y alguien sacó un *joint* y lo empezaron a rolar. Pensé que iba a quedar como fresa si no le daba y le di un llegue. Había tomado y me puso muy mal la combinación de alcohol y mariguana y sentí la pálida", dice Claudio Flores Thomas. Pasaron dos décadas y hoy tiene "una relación más intensa con la mota. Es una parte de mi vida, se integró igual que cuando te tomas una chela el viernes saliendo de trabajar. En esta etapa de mi vida prefiero darme un *joint* todos los días que chupar".

–¿Cómo manejas este tema socialmente?

–Esto lo aprendí en tu anterior libro. Sí creo que fumar mariguana es la salida del clóset del siglo XXI. Además, la metáfora o la analogía es muy buena porque hay quien prefiere seguir en el clóset porque es más seguro o por otras mil razones muy válidas.

–¿Por qué no salir del clóset?

–Por la estigmatización, y te voy a decir una cosa brutal: entre más viejo eres más closetero te conservas. Conozco amigas que son ocho o 10 años más grandes que yo y son muy paranoides con el asunto de la mota. Es decir, la consumen, pero les da mucho miedo cargar con su mota; si van a consumir va a ser en su casa; no les gusta que las vean; impensable llevar en el coche o de viaje en el avión, aunque sea la dosis permitida. No quieren que sepas que consumen y les da miedo que las pesque la ley.

–Así es la personalidad que eligieron, no están obligadas a declarar sus adicciones. En tu caso, ¿dirías que estás en un clóset verde?

–Sí, estoy en un clóset verde, aunque en general todos mis amigos y amigas saben que consumo mota, pero no es algo que yo porte con naturalidad. No es algo que hable o presuma. Por eso la metáfora del clóset es bellísima, porque es exactamente ese mismo fenómeno de tener espacios donde se puede liberar esa información y espacios donde no; igual que la salida del clóset gay.

–¿Es algo que hablas con tu hija?

–No. Estoy divorciado de su mamá, pero recuerdo que mi ex una vez me dijo: "Tú fuma mota cuando puedas explicarle tu consumo a tu hija".

–¿Y consideras que puedes explicárselo a tu hija? ¡Qué difícil!

–Le explicaría justo la historia de la mota y por qué se volvió prohibida.

–Que seguramente ya sabe.

–Absolutamente. Yo veo a chavitos y chavitas con mucho mayor normalidad que yo consumiendo mota, y te pongo un caso: fui a Oaxaca y no podía tomar alcohol porque estaba muy mal del estómago. Mis amigos estaban chupando y cuando salimos oímos como una fiesta de música electrónica; fuimos en esa dirección; yo llevaba mota en una pipa y estaba preocupado pensando en dónde me podía meter para fumarla, pero enfrente de mí, en la pista del evento, que era de puros chavitos mucho más jóvenes, de entre 20 y 25 años, un grupo prendió un *joint* y se pusieron a darle a gusto. Mientras yo estaba en mi telaraña, en mi clóset verde pensado en dónde esconderme.

A la desestigmatización de la que habla Flores Thomas se le puede ilustrar con casos en Estados Unidos como el de Justin Bieber, el youtuber que se volvió cantante de fama internacional y que en 2021 anunció que venderá mariguana en California, un ejercicio de publicidad atípico, según medios especializados, pero que lo llevó a asociarse con la empresa Palms para vender una línea de cannabis de edición limitada.

De acuerdo con CNN, este producto tendrá el nombre del nuevo sencillo del cantante, "Peaches", que en español significa "durazno". Nada mal para transformar el estigma en paradigma publicitario, como lo han hecho tantos otros colegas de esta celebridad. El consumo de cannabis recreativo es legal en California, donde se venderá la línea "de edición limitada de porros preenrollados con flores dentro, de una sola variedad, que lo mismo se está lanzando en California que en Florida y algunos otros estados", se explica en una publicación de Instagram de dicha compañía. "Nuestro objetivo es hacer que el cannabis sea más accesible y ayudar a desestigmatizar su uso", según declararon los voceros para un diario estadounidense.[3]

–No sé si tu hija sea fan de Justin Bieber, pero por ahí podría comenzar la charla con ella. ¿Cómo se habla de esta adicción con una adolescente?

–Silvana fue fan, pero ahora está a punto de cumplir la mayoría de edad y pienso hablar con ella para entonces. A mí no me gustaría que mi hija tuviera telarañas en la cabeza como las tuve yo en otros temas como los sexuales. En temas como los que en mi generación estaban muy llenos de tabúes y pendejada y media. Las nuevas generaciones están mucho más alivianadas que nosotros en eso.

Hablar de las experiencias y de lo que la ciencia ha confirmado hasta ahora con nuestros hijos es algo que cada vez se normaliza más. Según Martha Tagle, lo que nos juega en contra "son esas campañas estigmatizantes [que equivocadamente buscan prevenir las adicciones] de los gobiernos que no van a ayudar en nada. Yo prefiero decirle a mi hijo: 'A ver, no combines nunca mariguana con alcohol', él tendrá elementos y criterios con respecto a las drogas, de manera que pueda diferenciarlas de entre las que son más riesgosas". Una comunicación clara y objetiva sobre los

[3] *Los Angeles Times*, 5 de octubre de 2021: https://www.latimes.com/espanol/entretenimiento/articulo/2021-10-05/justin-bieber-vendera-marihuana-en-california.

efectos de una droga que no es inocua permitirá a los más jóvenes de la casa tomar mejores decisiones, según expertos. Esta información y asesoría la brindaron en muchas ocasiones algunos de quienes participaron en los plantones afuera del Senado de los que hablamos en el capítulo 4. Quienes ahí acamparon, más que hacer un plantón o poner un mercado, informaron objetivamente a la gente acerca de los impactos que tiene sobre la salud la mariguana, tanto los negativos como los positivos.

Le pregunto a Aram Barra si recuerda cuándo salió del clóset verde:

–Sí. Fue paulatino, dependiendo del círculo. Fue fácil porque ya era activista del tema. Era el paso obvio para mucha gente y más bien ha tenido que ver con los espacios en los que consumo, sobre todo privados. Ocurre cuando no es tu propia casa sino la de alguien más, y tienes que pedir permiso; las conversaciones que se abren son siempre interesantes. Es divertido confrontar los tabúes y los miedos que tiene la gente, es algo que me llama la atención y me gusta.

–Hay quienes se preguntan si estamos preparados para la regulación total de la mariguana…

–Creo que el planteamiento debe ser al revés: quien quiera defender el prohibicionismo tiene que probar que su propuesta funciona, porque a todas luces ha sido un fracaso. La regulación es una propuesta sensata que se ha estudiado bastante, explorado y experimentado en otros países y que nos da suficientes herramientas de política pública que tiene el Estado para controlar varios mercados. Hay que empezar a modelar cuáles son los mecanismos, modelos y formatos que funcionan para el caso mexicano.

Un pueblo entero en México salió del clóset verde. No lo hizo por placer, sino por sobrevivencia. Se trata de Tetecala, Morelos, que pretende ser el primer pueblo de siembra de cannabis de manera legal. Los productores que ahí viven tienen la intención de producir derivados medicinales como aceites, jabones y demás productos industriales; quieren fabricar alimentos y promover el uso recreativo derivado de la planta. La Asociación Civil Pueblos Unidos del Sur de Morelos define a sus integrantes como "valientes y visionarios", porque ven en la despenalización de la mariguana una oportunidad para recuperar el valor de sus tierras y superar la pobreza.

Según lo publicado en septiembre en el diario *La Jornada*, Alejandro Vello, médico de profesión y ejidatario de la localidad, busca hacer valer en su tierra lo que la Suprema Corte de Justicia de la Nación anuló el 28 de junio de 2021 respecto a las prohibiciones para el uso recreativo de la cannabis y planea buscar las autorizaciones correspondientes para sembrarla.

Vello aprovechó la cobertura mediática para enviarle un mensaje al presidente Andrés Manuel López Obrador: "Señor, si lee esta entrevista, apóyenos a nosotros, y no a Fox. Él es un traidor a la patria y la tierra es de quien la trabaja con sus manos, como decía el general Emiliano Zapata".

En Tetecala aspiran a tener una cooperativa en beneficio de la comunidad y que cada campesino pueda plantar 2000 metros cuadrados de manera legal, para luego procesarla con fines medicinales y lúdicos. "Queremos convertirnos en el primer pueblo cannábico de América Latina; ser como Ámsterdam, en Europa. Vamos a traer turismo nacional e internacional. Por otra parte, todos aquí nos dedicamos principalmente a la agricultura, entonces sólo vamos a cambiar lo que se siembra, que era maíz, arroz y caña [son 20 000 quienes viven de la siembra]; ahora será mariguana, lo que mejorará la economía local, regional y estatal", según confía.

Una vez obtenidos los premisos de la Cofepris, el pueblo comenzará a hacer realidad su proyecto de sustentabilidad con 400 semillas, como informa la nota periodística. El lema del pueblo es: "Tierra y Libertad de Mariguana, Tetecala, Morelos".[4]

Muy bien. Alguien ha decidido tramitar su amparo para desarrollar libremente su personalidad: ¿cómo lo consigue? Al cierre de esta edición el proceso era el siguiente: se visitaba el portal de la Cofepris para realizar el registro del aspirante; el trámite no requería pago y la categoría a elegir era "de consumo personal"; se establecía fecha y hora para concretar una cita en las oficinas de la dependencia; después se descargaba el formato de solicitud y se rellenaba con la información del consumidor con los detalles de sus fines personales; para el día de la cita el solicitante presentaba dos copias de la solicitud de autorización, así como una identificación oficial y el comprobante de la cita; una vez culminada dicha cita habría que contar con la bendición de Dios Padre Todopoderoso y de la gracia de la paciencia para que el estatus de solicitud se activara como un perfil digital del solicitante en la página digital de la institución. Una vez ocurrido lo anterior, se visitaba de nuevo el sitio de la Cofepris para repetir los primeros pasos

[4] *La Jornada*, 27 de septiembre de 2021: https://www.jornada.com.mx/notas/2021/09/27/estados/tetecala-seria-el-primer-poblado-cannabico-de-al/.

una vez entregada la resolución. Si esta institución no respondía dentro de los 40 días hábiles siguientes, activistas como los de Regulación por la Paz[5] se ofrecían a darle seguimiento legal y jurídico al caso frustrado.

"A la gente le cuesta decir que consume mariguana –dice la senadora Patricia Mercado– porque es parte del libre desarrollo de la personalidad, porque se trata de su privacidad, es su vida, es su derecho, si lo dicen o no, es su derecho. Además tenemos todavía un marco de ilegalidad que les afectaría. Tal vez no es que quieran estar en el clóset, ¡sino que salir implica alguna actividad relacionada con la mariguana que sigue siendo ilegal en ciertos sentidos!" Esta esquizofrenia jurídica implica lo que explica la legisladora: "Después de la resolución en la Corte no se puede enviar al Ejército para detener a quienes la siembran y la consumen, como ocurrió entre los activistas afuera del Senado cuando discutimos las reformas. Pero esas actividades no están reguladas, lo que implica un caos, porque finalmente la Corte despenalizó lo que no está regulado. A veces funciona, a veces sirve, a lo mejor en algún momento habría que empujar un golpe de opinión pública en ese sentido en el país".

Sobre este punto, Adriana Mura dijo:

–Me parece muy relevante. Lo he conversado con mi papá y le preguntaba: "¿Cuándo fue tu primera vez con la mariguana?" Me contaba que cuando tenía 16 años se fue a un barrio a comprar cannabis acompañado de amigos, aunque no la probó, le daba miedo. Ahora tiene mucho dolor y me preguntaba si realmente

---

[5] En el sitio http://regulacionporlapaz.com.

tenía que usar cannabis o no. Es la misma generación que vivió el *boom* de los sesenta y setenta con las sustancias psicoactivas. Ellos atestiguaron que las narrativas estatales fueron superpoderosas al señalar que el cannabis era un peligro. Así que muchas y muchos se compraron esa idea y otra vez están saliendo del clóset psicoactivo para repensarse. México y también Colombia, por ejemplo, lograron cambiar el chip generacional respecto a la mariguana, y los adultos han descubierto nuevos y bondadosos usos.

–Es decir que no sólo es para jugar o ponerse hasta el cucu –le digo.

–Exacto, puede ser para reírte, para dormir mejor, para concentrarte, para cualquier tipo de actividad en las que, por cierto, el alcohol gana en México. Hay generaciones que no se emocionan con esas bebidas y optan por sustancias psicoactivas buscando una reducción de daños, teniendo acceso a información de calidad y viviendo un consumo responsable.

–¿Tú crees que es difícil para las generaciones mayores confesar su adicción a los más jóvenes?

–Sí, y en ese punto hay un reto intergeneracional. Los que somos mayores de 30 años y menores de 45 no solíamos decirles a nuestros padres que usábamos mota, pero el alcohol [que está más relacionado con accidentes y enfermedades] siempre estuvo en nuestras casas. En mi hogar no importaba si yo me tomaba todo el alcohol, mi papá también se lo tomaba. Hoy, sin embargo, las conversaciones incluyen el intercambio de experiencias familiares en las que se cocinan, por ejemplo, *brownies* con mariguana. Los padres, los tíos, los compadres ahora preguntan por recetas y las mejores formas de cocinar con cannabis. Por eso tienen una gran oportunidad de salir de clóset y no sentirse como delincuentes.

–Pero la culpa siempre está presente…

–Sí, la culpa judeocristiana que tenemos las y los mexicanos es fatal. Muchos piensan en que el churro que se fuman cobró la vida de alguien o viene manchado de sangre, y puede ser. Pero hoy hay muchas fuentes legales y nada violentas para obtener el cannabis. La culpa de consumirla y creer que no se puede trabajar va poco a poco desvaneciéndose. Sin embargo, ahí siguen los estigmas, la discriminación y el perfilamiento clasista: ¿quién es el mariguano promedio? Muchos piensan que un chavito en la calle que no estudia, y no un abogado, en un despacho, que la fuma todos los días y es perfectamente funcional, pero teme confesarlo.

Consumir mariguana regularmente implica una adicción, como se explicó en *Mariguana a la mexicana*. La drogadicción, según el Instituto Nacional de la Salud de Estados Unidos, es una enfermedad crónica caracterizada por la búsqueda y el uso compulsivo e incontrolable de una droga, a pesar de las consecuencias adversas.

Cada droga es distinta y sus efectos varían, en los que se incluyen los "cambios en el cerebro que ocurren con el tiempo y el uso de drogas desafían el autocontrol de una persona adicta e interfieren con su habilidad de resistir los deseos intensos de usar drogas". La drogadicción es considerada una enfermedad reincidente. Según la institución, su recaída implica volver a usar drogas después de haber intentado parar; indica la necesidad por más o diferente tratamiento. La mayoría de las drogas afecta al circuito de recompensa del cerebro, inundándolo con el químico mensajero la dopamina, se señala. Esta sobreestimulación del circuito de recompensa causa la intensa traba placentera que lleva a las personas a tomar las drogas una y otra vez. Con el tiempo, el cerebro se ajusta al exceso de la dopamina, lo que reduce la traba que la persona siente, comparada con la que sintieron cuando tomaron la droga por primera vez, un efecto conocido como la tolerancia, según se describe. La drogadicción es tratable y puede ser exitosamente manejada. Otra buena noticia es que el uso de drogas y la adicción son prevenibles. Los profesores, los padres y los proveedores de salud tienen roles claves en educar a los jóvenes y prevenir el uso de drogas y la adicción. Durante 2020 en los Estados Unidos, uno de los países donde más drogas ilegales se consumen, 93 331 personas murieron por sobredosis.[6] Se trata de la otra pandemia que, junto a la del covid-19, ha cobrado decenas de miles de vidas, como la llamó *The New York Times*[7] en un artículo en el que señala a Dakota del Sur y New Hampshire como los dos estados con mayores registros de sobredosis mortales que alcanzaron varios récords: la mayor cantidad de muertes por sobredosis de drogas en un año; récord de muertes por sobredosis de opioides y por sobredosis de estimulantes como la metanfetamina; la mayoría de esas muertes se debió a opioides sintéticos como el fentanilo. Lo que significó un aumento de 29.4% respecto a las 72 151 contabilizadas en 2019.

---

[6] Fuente: Centros para el Control y Prevención de Enfermedades de Estados Unidos.

[7] https://www.nytimes.com/interactive/2021/07/14/upshot/drug-overdose-deaths.html?referringSource=articleShare.

Hablar de esto en casa con los nuestros es todo un reto. ¿Qué piensa de esto Ricardo Peralta, quien fuera subsecretario de Gobernación en México? "Se debe hablar de todos los temas en nuestro país para que amemos a la patria. Así como hablamos en casa del matrimonio entre personas del mismo sexo, hablamos del derecho a adoptar, del derecho de las mujeres a que decidan sobre su cuerpo y aborten, hablamos también, por supuesto, de la mariguana con los niños, con los adolescentes, porque mis hijos tienen edades diversas. Mi esposa y yo lo hacemos así porque es algo que existe en nuestro país, en el mundo. Y porque debemos eliminar ese estigma absurdo y anacrónico."

"Claro que me he dado cuenta de que hay muchos adultos mayores de 40, 50, 60 años que están saliendo del clóset verde, que les da pena decirles a sus hijos que están fumando marihuana –dice José Manuel Vallejo–. Eso representa ya una tendencia, según estudios que ha realizado The New Frontier Data.[8] Hablan de personas mayores de 55 años que ya empiezan con el achaque de la rodilla o la espalda y han visto beneficios con el cannabis. Empiezan primero con 'la tinturita', luego no sé qué y después ya están dándole al bong con todo, porque ahora descubrieron algo que les habían dicho que era malo."

–Esas generaciones llevan a las cenas las gomitas con THC y les parece chistosa la experiencia compartida con sus amigos, la repiten y se vuelven asiduos –le dije al activista.

---

[8] Que se puede consultar a detalle en el estudio "New Frontier Data's newest report, 2021 U.S. Cannabis Consumer Evolution: Archetypes, Preferences, and Behaviors", en https://newfrontierdata.com/cannabis-consumer-evolution/.

—Sí, y me da gusto que estén cambiando de perspectiva, tomando el tema de una manera mucho más abierta. Sin embargo en México somos "re mochilas" [mochos, conservadores]. Yo soy ateo, pero en la gran mayoría de la población existe un sesgo judeocristiano y es bien complicado hacer a un lado los tabúes [que en buena medida son alimentados por la Iglesia católica] alrededor de los cannabinoides que les transformaron la vida o les ayudaron a enfrentar padecimientos. Hay quienes a pesar de conocer los beneficios para enfrentar el Parkinson o el Alzheimer se resisten a siquiera leer algún estudio basado en evidencia científica, incluidos los manuales que preparamos en la AMEM.

—¿Qué va a pasar con las generaciones que vienen? ¿Tú de verdad crees que se normalizará el uso de la mariguana?

—Ya lo estoy viendo. La normalización del consumo de cannabis está presente por lo menos desde mi generación, que tenemos 40 años, y las menores. El consumo será normal, porque las nuevas generaciones se muestran mucho más abiertas; mi problema son los *baby boomers* y los tradicionalistas, porque son un hoyo negro, traen su pensamiento formado y no hay cómo hacerles cambiar de opinión. Los que somos generación X, *millennials* o generación Z tenemos mucho por hacer. Basta ver, por ejemplo, Instagram, que se ha vuelto una locura y donde te venden de todo, con anuncios muy a la medida del usuario y su comportamiento virtual. Instagram, como otras redes sociales, ha revolucionado la forma en la que se intercambian las sustancias psicoactivas.

—Además están otras dos drogas como los hongos y las metanfetaminas [entre otras más pesadas] que se están volviendo más accesibles.

—SÍ, ES UNA TENDENCIA PARA DEFENDER LA **LIBERTAD** Y EL DERECHO DE HACER CON TU CUERPO LO QUE QUIERAS, Y TAMBIÉN SE HA PROBADO, SE HA IDO DEMOSTRANDO QUE MUCHAS DE ESTAS SUSTANCIAS PROHIBIDAS O ILÍCITAS TIENEN **BENEFICIOS EN LA SALUD** SI LAS SABES USAR DE MANERA CORRECTA, ES EL CASO DE LA PSILOCIBINA Y EL PTSB CON EL ESTRÉS POST TRAUMÁTICO, O DE LAS TERAPIAS DE DMT Y ALGÚN TRAUMA QUE TENGAS ATORADO; SI LAS USAS DE MANERA CORRECTA Y CON ALGUIEN QUE LAS SABE MANEJAR GUIÁNDOTE EN EL PROCESO, PUEDES RESOLVER MUCHOS TEMAS QUE TENGAS NO SÓLO EN EL ÁMBITO DE SALUD FÍSICA, SINO TAMBIÉN DE SALUD EMOCIONAL O PSICOLÓGICA. EVENTUALMENTE VAMOS A VER CÓMO SE DESPENALIZA LA PSILOCIBINA Y DESPUÉS VAN A VENIR LA AMAPOLA Y EL PEYOTE. SON **PLANTAS SAGRADAS** QUE DEBERÍAN LEGALIZARSE.

Cada semana, particularmente en el mercado estadounidense, se conoce de una nueva tecnología aplicada al uso de la mariguana. A Vallejo le impresiona "el uso del cáñamo con el que fabrican una fibra para hacer filamentos impresos en 3D,[9] porque teniendo una impresora de 3D puedes hacer lo que tú quieras si tienes una mente creativa e ingeniosa para desarrollar lo que sea".

El caso de los sensores y lectores en cannabinoides "me tiene maravillado. Se trata de gadgets para llevar por todos lados; a ellos les metes un poquito de mota y te revelan el perfil terpeno cannabinoide;[10] antes había que ir a un laboratorio a que nos lo dijeran. Con este aparatito evitas que tu *dealer* te dé gato por liebre y así conoces con certeza lo que te estás metiendo". Aunque estos aparatos no se producen aún en México, sino que se consiguen en algunos países de Europa y en Estados Unidos.

Pero hay más datos útiles para esas charlas sobre la mota. Ahí está la Encuesta Nacional de Cannabis en México, que registró un aumento en los usuarios primerizos durante el primer trimestre de 2019; la cantidad de usuarios que consumió cannabis por primera vez en los últimos tres meses se duplicó de 327 000 en el primer trimestre de 2018 a 646 000 en el primer trimestre de 2019. Esto representó 12% del total de usuarios en el mismo periodo de tiempo, y más de la mitad de estas personas dijeron tener 45 años o más.

---

[9] Al no utilizar plástico dejan de ser tóxicos. Estos filamentos tienen usos diversos.

[10] Son moléculas aromáticas que otorgan a las plantas sabor y aroma; su función es modular los efectos de los cannabinoides.

Si bien esto también puede estar sujeto al sesgo de la encuesta, es de notar que no fueron principalmente los jóvenes los que impulsaron el aumento del consumo,[11] sino los adultos que han decidido salir del clóset verde y socializarlo como se les pega la gana y en los términos en que se les hincha la voluntad. Como debe de ser.

¿Cómo nos irá dentro de 30 años, cuando recordemos las discusiones que teníamos hoy sobre el consumo de drogas? ¿Qué diremos de las razones y sinrazones que pululan en el debate público? ¿Qué mensaje nos mandaríamos a los "nosotros" de 2051? ¿Seguirá prohibida la mota en México? Ese ejercicio lo haremos capítulos más adelante, antes tenemos que hablar de algo muy serio y urgente por resolver: la violencia, los productores despojados de sus tierras y negocios y los "abrazos y no balazos" que tienen satisfechos a pocos y muy molesto al resto.

Así que aterricemos en el México violento que se hunde en la corrupción y las voluntades de quienes a punta de billetes y balas han regulado, *de facto*, el mercado negro de las drogas ante la mirada impávida de gobiernos de todos los niveles, colores y sabores que al paso de las décadas, salvo excepciones, se han vuelto cómplices de los delincuentes. Hoy suena muy bonito eso de "abrazos, no balazos", pero sólo suena, no hace. A menos que hablemos del culiacanazo, un episodio de la historia mexicana que nos dejó con la boca abierta. Una muestra de cómo los ganadores

---

[11] Canadá: lecciones para regular la cannabis. En México Unido contra la Delincuencia: https://www.mucd.org.mx/wp-content/uploads/2020/07/Capturing-The-Market-Spanish-2020-EXEC-SUMMARY.pdf.

por la falta de regulación de las drogas en México son pocos y perpetúan las pérdidas de los que quieren ganarse la vida por las buenas produciendo en el campo con todas las de la ley, distribuyendo e innovando en el mercado de las drogas a la buena. De eso va el siguiente capítulo.

Capítulo 4.

CULIACA-NAZO Y CULTIVA-DORES

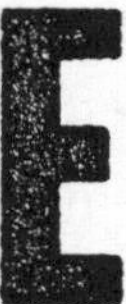

El propio presidente de México, Andrés Manuel López Obrador, ordenó liberar a Ovidio Guzmán tras una brutal operación en la capital de Sinaloa el 17 de octubre de 2019. Nunca antes aquel estado había visto semejante violencia, el sufrimiento de su gente no tiene parangón. Los culichis corrían por su vida, huyendo de quienes creían que los protegían, los miembros del Cártel de Sinaloa. Los mismos que se han convertido, al paso de los años, en modelos a seguir para niñes y adolescentes que aspiran a ser sicarios, narcotraficantes o novias de ellos.

Ese día la Cuarta Transformación demostró de qué estaba hecha. Detenido Ovidio se desataron las balaceras, bloqueos, incendios, amenazas de asalto a la zona residencial y de cuarteles donde había familias de militares e, incluso, hubo una liberación de reos del penal de Aguaruto. El líder máximo de las fuerzas armadas mexicanas decidió ese día darle abrazos y no continuar con los balazos del Jueves Negro o Culiacanazo.

Todos los canales de televisión en México reportaban lo inédito. La violencia azuzada ese día por los muy coordinados miembros del Cártel de Sinaloa era una reacción, al tú por tú, al operativo del gobierno de México en el desarrollo urbano Tres Ríos, de Culiacán. Las instituciones del Estado mexicano quedaron rebasadas, humilladas, sometidas. Los criminales demostraron quién manda.

Vino luego la explicación del gobierno federal sobre aquel desastre. Lo que empezó mal, mal terminó. En sus primeras declaraciones Alfonso Durazo, entonces secretario de Seguridad y Protección Ciudadana y luego gobernador de Sonora, juró y perjuró que no se trató de un operativo para detener a Ovidio Guzmán, sino que un grupo de personas armadas había disparado a elementos de la Guardia Nacional y del Ejército. Pero horas más tarde el integrante más importante del gabinete de seguridad del gobierno, el general secretario de la Defensa Nacional, Luis Cresencio Sandoval, confirmaba que siempre sí, que sí iban tras Ovidio, con base en una orden de extradición emitida en Estados Unidos. Un operativo que, según el general, tuvo "falta de previsión sobre las consecuencias de la intervención, omitiendo además obtener el consenso de sus mandos superiores". Ya con el desgarriate y las balaceras en las calles, el presidente decidió ceder y dejó en libertad al hijo de uno de los capos más poderosos, Joaquín Guzmán Loera, el Chapo, hasta que fue detenido y encarcelado en Estados Unidos para cumplir cadena perpetua.

De los videos que el gobierno de México mostró sobre el Jueves Negro la captura de Ovidio fue el más revelador. El joven con gorra negra fue detenido por militares mientras habla por teléfono y ordena a los suyos: "Ya paren todo, ya paren todo, oiga, ya me entregué. Ya no quiero pedos, ya no quiero que haya desmadres… Ya ni modo".

Dos días después, el 19 de octubre, Andrés Manuel López Obrador hizo historia al aceptar que "se decidió, para no poner en riesgo a la población, para que no se afectara a civiles, porque iban a perder la vida más de 200 personas si no suspendíamos el operativo… yo ordené que se detuviera el operativo y se dejara en libertad a este presunto delincuente". La feria de inéditos incluyó un comunicado oficial del propio Ovidio Guzmán, a través de su cuenta personal de Instagram, ofreciendo disculpas a los culichis por las balaceras y pidiéndoles "entender la situación por la que yo estaba pasando".

Un heredero del cártel más poderoso de México, el de Sinaloa, con brazos operativos en todo el continente americano, con presencia en el resto del planeta, recibía abrazos en medio de los balazos. En cambio, madres que cultivan mariguana para salvar la vida de sus hijos, mujeres y hombres productores de amapola en situación de pobreza suelen ser detenidos, acosados, criminalizados o sobreviven con la amenaza de terminar en la cárcel sin recibir un abrazo presidencial. Margarita Garfias, desde la Ciudad de México, lo explica así: "Nosotras [las madres cultivadoras] aunque tengamos el permiso de cultivo estamos en la cuerda floja. Aunque mi hijo Carlos haya recibido el mandato de la Suprema Corte de Justicia de la Nación, yo tengo que arreglármelas sin una receta hecha por un médico que avale la compra de un derivado cannábico casero. Los médicos no pueden recetar estos derivados, si lo hacen sin previa autorización, podrían enfrentar cinco años de cárcel, y yo, por darle un derivado así a mi hijo, según el Código Penal Federal en su artículo 197, pagaría además una condena de tres a nueve años de prisión; además de pagar de 60 a 180 días de salario mínimo de multa por administrar un estupefaciente a otra persona; agreguemos que las penas aumentan hasta en una mitad si la víctima fuera menor de edad o incapaz de comprender la relevancia de mi conducta o para resistir el agente administrado. O sea, Carlos, mi hijo con discapacidad, y yo estamos en ese caso, por lo que me tocarían mínimo 15 años de prisión".

–Es muy cruel eso, Margarita, es cruel y descorazonado, una falta de sensibilidad del Estado mexicano, de sus instituciones y de los responsables de hacer valer los reglamentos y respetar los derechos –le digo.

–Pues bueno, todos tenemos un sistema endocannabinoide y en algún momento van a estar en mis zapatos.

–¿Qué me quiere decir con eso, Margarita?

–Pues que [quienes se resistan a hacer la regulación realidad] se van a enfrentar en un futuro a una cucharada de su propio chocolate. Porque de necesitarlo van a tener que buscar en la ilegalidad los productos que salven la vida de sus hijos.

–¿A qué se debe esta insensibilidad de los políticos del Estado mexicano?

–Sí hay sensibilidad, pero sobre todo le tienen miedo al presidente, porque el presidente está en todos lados; han permitido, desgraciadamente, que se involucre en las decisiones del Legislativo y del Poder Judicial. Creo que es temor a llevarle la contraria.

La revolución verde en el campo se puede palpar en Guerrero, por ejemplo. Allí como en muchas zonas del campo mexicano hay balazos y ni un abrazo regulador que los respalde, rescate y proteja. Cultivadores de mariguana en las ciudades y en las comunidades rurales enfrentan retos diversos y la misma amenaza de ser criminalizados. En la sierra de Guerrero, según se ha documentado, productores han sido desplazados de sus comunidades por el dominio del crimen organizado. Los guerrerenses se las han tenido que ingeniar para encontrar el sustento diario a través del cultivo. La mariguana es opción para muchos de ellos, como lo revela el caso de Arturo López, que en Filo de Caballos, municipio de Leonardo Bravo, era comisario y dueño de una huerta de aguacate, pero cuando el crimen organizado le arrebató sus tierras en 2018 huyó con 1 800 personas más, según se lee en un reportaje publicado por Jesús Guerrero.[1] No sólo no pueden cultivar sino que no hay quien los defienda de los despojos territoriales. López (el productor, no el presidente) decidió sembrar mariguana en otra zona y desarrolló su laboratorio, asesorado por la Fundación Open Society, para producir jarabe, pomada y gotas de cannabis que vende en Guerrero y la Ciudad de México, según el reportaje, porque "curan las heridas, desinflaman los músculos, las gotas son buenas para el estrés y para la desinflamación de la próstata, en el caso de los hombres".

López enlistó los beneficios de la mariguana: los cannabinoides ayudan al bienestar del cuerpo, con las gotas de cannabis los niños que padecen de ataques epilépticos mantienen controlada su enfermedad, incluso varias personas con diabetes han controlado su glucosa. Cultivadores que, sin embargo, no pueden desarrollar sus proyectos con tranquilidad y creatividad plenas porque la criminalización los acecha. Qué ganas de ser consentidos con un abrazo regulatorio.

[1] En la versión digital del periódico *Reforma*, 2 de marzo de 2020.

Pero estos productores no se apellidan Guzmán ni tienen el poder que se desplegó el día del Culiacanazo, cuando quedó en evidencia que la política de la militarización y guerra contra las drogas han fracasado y el Estado perdió. Ese día, el del Jueves Negro, "aún temprano en el sexenio, tuvimos balazos y abrazos –escribió[2] mi admirado periodista y maestro Carlos Puig–, escribo balazos y no me refiero a los de la organización criminal, sino a la intención de las fuerzas armadas mexicanas de arrestar a un líder de cártel que evidentemente salió mal. 'Acción precipitada', fueron las palabras de Alfonso Durazo en aquellos días. Pero la respuesta a balazos de los seguidores de Ovidio en Culiacán provocó que el abrazo con el que respondió el gobierno se haya multiplicado hasta hoy. Desde entonces no hemos conocido un solo operativo más, precipitado o no, que vaya sobre algún líder criminal –y sigue así–, digamos que las autoridades tienen razón y que arrestar líderes, descabezar organizaciones, no sirve. Pero más allá de arrestar a Ovidio, qué se ha hecho en dos años para desarticular a ese ejército criminal que salió a defenderlo, para quitarles esas armas, restarles capacidad de operación e intimidación. ¿Será que Culiacán duerme tranquilo sabiendo que ahí mismo duermen otros que en cualquier momento pueden sembrar terror?"

Ni Culiacán duerme tranquilo, ni el resto del país, ni los cultivadores que sin la intención de generar violencia, abusar de otros o vulnerar derechos ajenos cultivan mariguana y producen para su consumo personal o de sus hijos productos cannábicos. Tampoco

[2] *Milenio Diario*, 20 de octubre de 2021: https://www.milenio.com/opinion/carlos-puig/duda-razonable/algunas-lecciones-de-ovidio.

se puede pensar en ser emprendedor y pagar impuestos con todas la de la ley, porque la ley abraza a unos y desprecia a otros.

La historia de José Manuel Vallejo la conté por primera vez[3] bajo el nombre de una mujer. Entonces Vallejo me pidió proteger su identidad porque tenía miedo de ser arrestado por cultivar mariguana en su casa. "Mi historia la contaste en el anonimato de una chica, pero cultivo desde 2012, puedo decir libremente que llevo casi 10 años en esto." Aprendiendo de la experiencia de productores en Estados Unidos, Vallejo diseña sus plantas según sus necesidades de CBD o THC. "Antes era hacerle al conejillo de Indias porque no sabía con qué estaba jugando ni qué me estaba metiendo –me dice el que ahora entiende y conoce mejor que hace 10 años la planta que le ha ayudado a controlar su epilepsia–; tengo un montón de variedades de cepas de cannabis que he estado armando con el paso del tiempo entre mis cultivos."

–¿Cuánto cuesta cultivar? ¿Cómo lo haces?

–Yo empecé como haciendo cultivo de guerrilla, clandestinamente, no lo haces abiertamente porque te la rifas, te pueden encarcelar en cualquier momento. Comencé en la regadera de un baño que estaba desocupado en mi departamento. Luego me salí a un balcón que está cerrado, sin colindancia, pero sin luz, condiciones de cultivo complicadísimas para la mariguana. Así que regresé a mi baño, puse una cámara de vegetación ahí y otra en mi estudio, además subí otras macetas a la azotea. Dependiendo de qué tan fresa te quieras poner, la inversión arranca en los 2 500 pesos, con un sistema básico.

---

[3] Nacho Lozano, *Mariguana a la mexicana*, Grijalbo, México, 2018.

–¿Con qué elementos puedo armar mi cámara de vegetación?

–Una cámara muy sencilla, no de las chidas, sino ahorradora, debe incluir una lámpara, tres o cuatro macetas con sustrato y kit de fertilizante para la primera ronda. Puedes buscar focos más sofisticados con medidores de tiempo, reflectores de las paredes de las cámaras y otras cosas. Pero yo te diría que si tienes un lugar donde te pegue el sol por lo menos medio día y una maceta, que puede ser una cubeta de pintura con hoyos, puedes empezar a cultivar, no necesitas más. De una producción casera puedes hacer prácticamente lo que tú quieras: fumarlas, extraer tinturas, cocinar comestibles, hacer supositorios, pomadas y un montón de cosas basadas en recetas que se encuentran en internet o YouTube.

Para Vallejo, cultivar significa tener poder, poder sobre su salud y personalidad. Significa no depender de nadie más que de las plantas y su habilidad para mantenerlas vivas y creciendo. "Yo no quiero depender de una transnacional que me va a vender medicamentos por los que pagaré un ojo de la cara –dice emocionado–, sólo pensar que para un caso de una epilepsia fuerte comprarles un aceite me va a costar, en un formato de envase con 247 mililitros [el consumo para un mes], 6500 pesos, prefiero hacerlo caseramente. Con una cosecha podría sacar dos o tres de esos envases, así cualquiera cubre tres meses de consumo y gasta 1000 pesos.

–O sea, ¿tú ya no consumes ningún tipo de medicamento para la epilepsia, José Manuel?

–Sólo traigo rastros de Leviracetam, pero yo estaba en 3000 mg y ahorita estoy en 250 mg, o sea, le bajé 10 veces lo que consumía antes. Con eso y mis productos de THC, CBD, CBL, CBG… le doy la vuelta.

EN AMÉRICA LATINA Y EN **MÉXICO**, ESPECÍFICAMENTE, "TODAVÍA HAY UNA IDEA DE QUE QUIENES CULTIVAN Y CONSUMEN MARIGUANA SON DELINCUENTES", DICE CATALINA PÉREZ CORREA. A LA **CANNABIS** SE LE VINCULA CON OTRAS SUSTANCIAS QUE TAMBIÉN ESTÁN PROHIBIDAS. AÚN, EN 2021, EXISTE UNA IDEA GENERALIZADA DE QUE QUIENES CONSUMEN CANNABIS VAN A COMETER DELITOS, "CREEN LAS AUTORIDADES QUE PROHIBIENDO LAS SUSTANCIAS **PSICOTRÓPICAS** VA A HABER MENOS CONDUCTAS DELICTIVAS, PERO LA **REALIDAD** HA DEMOSTRADO QUE NO ES ASÍ".

A esta lógica, como hemos visto en capítulos anteriores, se debe la falta de regulación. Las políticas de drogas vigentes en México no han podido separar problemáticas de seguridad pública o violencia, con las de salud y desarrollo científico y empresarial con la cannabis y otras sustancias. "Hoy el consumo y las principales razones por las que hay detenciones en materia de delitos contra la salud demuestran que la cannabis no encabeza la lista, como sí lo hacen las metanfetaminas: los chavos hoy las consumen más que la mariguana, que causa menos daño.

"Las metanfetaminas se han convertido en drogas más accesibles. No hay que demonizar ninguna sustancia, éstas se controlan haciendo uso del aparato regulatorio del Estado, pero no reprimiéndolas; la prohibición es una forma de regulación bastante pobre y poco efectiva", asegura la también académica e investigadora.

Mike Vigil es un agente retirado de la Administración de Control de Drogas (DEA, por sus siglas en inglés). Fue agente de esa institución estadounidense durante más de 30 años con misiones en diversos puntos de su país, pero también de México, como Sonora y la Ciudad de México, "obviamente existía mucha corrupción, tanto en las autoridades del país como en la DEA, porque los criminales siempre necesitan de protección".

Según él, "México sí luchó en contra de los cárteles; obviamente, en los años ochenta la única organización que existía era el Cártel de Guadalajara con los líderes Ernesto Fonseca Carrillo, Rafael Caro Quintero y luego, el principal, Miguel Ángel Félix Gallardo, con la desarticulación de esa organización, a finales de la década, vinieron cárteles como el de Sinaloa, el Cártel de Tijuana y el Cártel de Juárez. Para 2006 Felipe Calderón comenzó la guerra contra los cárteles, como lo explicas en tu anterior libro, Nacho. Atacó a los capos, pero se fragmentaron de nuevo y se formaron más que han peleado por territorios provocando una violencia exagerada en el país".

—Mike, cuando uno piensa en las posibles salidas, ¿tú crees que la regulación de la marihuana sirva?

—No. Tú sabes que hay decenas de estados en los Estados Unidos que han regulado la mariguana y en realidad no ha tenido buenos resultados, lo que Colorado ha ganado es mínimo, el mercado negro sigue fuerte. Todavía no se han calculado las llamadas a los centros de sobredosis [provocadas por el consumo de drogas que involucran a la mariguana] y yo creo que de un dólar que están ganando, gastan como 10 en problemas que están generando con la legalización de la mariguana. Para tener certeza de esto habrá que esperar a ver cómo se siguen comportando los mercados, pero ésa es la tendencia, desde mi punto de vista. Hay una persona que está encargada de las escuelas en Cherry Creek, Colorado, y me dijo que le prometieron mucho dinero para el plantel, pero la única cosa que ha visto es más mariguana y abuso entre los estudiantes. Yo sé que mucha gente dice que la cannabis no te lleva al consumo de cocaína, heroína y todo eso, pero muchas veces sí, porque cuando comienzan a usar mota pierden el miedo a utilizar drogas más potentes.

—Mike, pero la prohibición no ha ayudado ni resuelto nada de lo que te preocupa en todas estas décadas —le digo al exagente.

—Pues la cosa es que de todas maneras lo están usando, pero lo que te digo es que la legalización nunca ha funcionado. Ojalá se pueda controlar el abuso. Si abres las puertas [como la regulación de la mariguana] vas a tener más problemas, y en México los únicos que pueden controlar la mariguana legal son los cárteles.

"No podemos pensar que al paso de las décadas el mercado del cannabis en México es el mismo –dice Pérez Correa–, ha cambiado mucho porque antes había enorme producción que se movía hacia el norte, hacia la frontera, y ya no sucede eso. Ahora lo que hemos visto es la importación ilegal de productos cannábicos que son legalmente producidos en Estados Unidos, porque saben la potencia y bondades del THC, su pureza y que la planta no fue cultivada con pesticidas, e ilegalmente introducidos por la frontera norte a México." El mundo al revés.

¿Entonces por qué no nos hemos atrevido como país a dar el paso regulatorio por el bien de los involucrados en la cadena de producción. El historiador Ricardo Pérez Monfort explora la idea de que la presión de los gobiernos de Estados Unidos sobre el mexicano haya tenido un peso fundamental en la falta de regulación, "no, creo que pensar que Estados Unidos dicta nuestra política de drogas ya es anacrónico, muchos nos hemos ido con esa finta –yo, incluso, me tengo que hacer una autocrítica ahí–, porque hemos insistido erróneamente en que México se ve obligado a seguir la pauta norteamericana, pero aquí adentro, o sea, adentro de las fronteras mexicanas, hay posicionamientos parecidos a los de Harry J. Anslinger. Hay grupos de médicos pero también de jurisconsultos y de gente ligada, precisamente, al mundo de la jurisprudencia que son particularmente intolerantes, influidos por posicionamientos de la Iglesia católica".

Para Aram Barra "hay varios temas sobre la mesa que le importan a Estados Unidos con los que podríamos estar negociando para quitarnos presión de encima sobre el tema de las drogas, lo cual necesitaría voluntad política, y quizá ése sea el problema de fondo frente a esa discusión bilateral. Hace un par de años hubo una reforma para permitir mariguana medicinal y la forma en la que se permitió fue de importación; nunca se le dio juego a la farmacéutica nacional de entrar a participar de ese mercado", lo que ha provocado que también en el mercado medicinal y no sólo recreativo, el mercado negro y las organizaciones criminales obtengan considerables ganancias económicas.

–¿Lo que me estás diciendo es que se benefició Estados Unidos? –le pregunto al activista.

–Principalmente, aunque también hay otros países productores y exportadores. A mí lo que me sigue haciendo ruido es por qué nos compramos una narrativa nacional de la guerra contra las drogas, ¡y la contranarrativa es privilegiar nuestra salud y seguridad! Los intereses de la población, incluso en términos de mercado, no es algo que vende. No sé si es una falla de comunicación de los grupos que promovemos la legalización o es una falla en los mensajes mismos, pero para mí es muy claro que es un tema que podría estar siendo utilizado por el gobierno mexicano para poner ciertos límites a otras discusiones.

Hoy el trabajo legislativo ordenado por la Corte desde hace años para reformar artículos y reglamentar la regulación sigue en veremos. La clase política en ambas cámaras poco atendió los llamados de diversos colectivos, como Plantón 420 y Movimiento Cannábico Mexicano, que durante semanas acamparon pacíficamente afuera del Senado para vigilar las discusiones y votaciones, levantando la voz cuando veían que las aguas se tornaban turbias y para representarnos a quienes queremos una regulación bien hecha, limpia, que no beneficie únicamente a los monopolios farmacéuticos.

Sin embargo la realidad nos sigue sacudiendo, aunque sigamos haciéndonos como el Tío Lolo: tontos solos, por decirlo bonito. Durante el Jueves Negro fuimos testigos de la humillación que sufrieron los elementos de las fuerzas armadas que participaron en la captura y luego liberación de Ovidio Guzmán. Al paso de los años Andrés Manuel López Obrador, quien como opositor decía que el Ejército debía regresar a sus cuarteles, ha mantenido y aumentado su presencia. Y más: le ha asignado tareas que antes correspondían a los civiles.

–Catalina, ¿cómo te explicas lo que ha pasado con la militarización de la vida pública de México?

–Yo creo que es el peor error y la más grande traición de López Obrador como presidente. Una de sus promesas de campaña fue impulsar la estrategia "Abrazos, no balazos"; que los militares no siguieran en la calle. ¡Vamos!, incluso aceptando que había lenguaje y mensajes confusos, me parece que era claro que sí decía que había que desmilitarizar el país y que tenía un entendimiento de que continuar con la militarización no iba a traer buenos resultados. Pues hoy tiene a esos elementos en labores de seguridad pública, haciendo las veces de policías, con todas las implicaciones que tiene en términos de abuso de la fuerza, violaciones a los derechos fundamentales, falta de transparencia, y sobre todo, una estrategia que año tras año ha mostrado que no funciona. Hoy les ha otorgado facultades de gobierno construyendo infraestructura (el Aeropuerto Felipe Ángeles, el Tren Maya, la Refinería de Dos

Bocas, entre otros proyectos), están administrando programas sociales desde el Banco del Bienestar, intervienen en el programa Jóvenes Construyendo el Futuro y Sembrando Vida.

—¿Por qué lo hace así López Obrador?

—Quizá el Ejército le facilita las cosas. López Obrador es bastante autoritario en cómo toma las decisiones o decide las cosas, no le gusta que lo cuestionen, no le gusta que lo critiquen. Lo han hecho anteriores miembros de su gabinete y luego han salido de éste. En las Fuerzas Armadas no sucede así. El presidente dice: "Quiero esto", y se lo hacen.

Militarización y *cárceles*, dos palabras sin las que no se entiende el México de 2021. De 2006 a 2014 fueron encarceladas 453069 personas por delitos contra la salud por autoridades federales. De ellas, a 156189 se les acusó de consumir y a 175993 de poseer.[4] En 2019, el primer año de gobierno de la 4T, hubo, de enero a octubre, 1060 carpetas de investigación por el delito de posesión, un aumento de 14.22% en comparación con el mismo periodo de 2018.[5] Lo irónico es que estas personas ni dejaron de poseer y mucho menos de consumir en las cárceles.

"Las prisiones en México están olvidadas por completo, y eso ha hecho que se vuelvan la universidad del crimen —sostiene Saskia Niño de Rivera, presidenta de Reinserta, quien ha estudiado los fenómenos carcelarios—, y eso habla de las cárceles a donde

[4] Catalina Pérez Correa, "Procesamiento de los delitos contra la salud en México", marzo de 2016. Se puede consultar en https://www.senado.gob.mx/comisiones/relext_orgint/ungass/docs/presentaciones/Catalina-Perez-Correa-senado-UNGASS.pdf.

[5] Carpetas de investigación de la Fiscalía General de la República.

mandamos a los detenidos por posesión. Están olvidadas por el gobierno federal y los estatales. Por eso las cárceles hoy tienen una gestión de autogobierno donde mandan los mismos delincuentes y además generan mercados de drogas; es un área de oportunidad para la delincuencia organizada porque llegan nuevos adictos, los distribuidores se surten y los nuevos clientes, los recién llegados, se convierten sus clientes."

Dice Amaya Ordorica que la diversificación del crimen organizado en sus negocios "no es la misma hoy respecto a la década pasada y no será la misma dentro de 10 años si nos tardamos ese tiempo en regular la mariguana". Quienes se resisten a regular argumentan que se desataría la violencia, pero dice Ordorica que, por el contrario, se "puede ponerles un alto inmediatamente a las violencias que ya viven los usuarios que son acosados y hostigados en la calle con las detenciones arbitrarias en el marco del modelo de persecución de los diferentes eslabones en la cadena". Según su perspectiva, "se evitaría perpetuar el sistema de marginación económica y social que significa el encarcelamiento de los eslabones más bajos de la cadena, esas personas que pierden sus proyectos de vida, sus proyectos laborales, educativos, y que hoy se ven orilladas a tener como única vía de sostenibilidad económica, la vía ilegal". Sí, llevan las de perder por donde se le vea.

Regular implicaría acabar potencialmente con el hostigamiento de las fuerzas armadas a las comunidades cultivadoras que hoy se encuentran entre el asedio de los grupos acopiadores del crimen organizado y, para acabarla de amolar, también por el Estado mexicano que las violentan, torturan, violan. Los productores ven cómo erradican sus cultivos con químicos que dañan la tierra imposibilitando la siembra de otras plantas. Estas comunidades, como se ha documentado ampliamente, viven en un olvido al que las instituciones de Estado las han condenado.

Para abundar en esta circunstancia veamos el siguiente ejemplo de Amaya: "Muchas comunidades cultivadoras piden préstamos a los grupos acopiadores para la siembra de cannabis, y cuando llegan las autoridades les erradican los cultivos, entonces ellos se quedan sin la cosecha y con la deuda del préstamo inicial. Resultan endeudados con los grupos acopiadores generando cada vez mayor dependencia económica hacia ellos", explica Ordorica; llevan las de perder por donde se le vea. Hablamos de las comunidades que hoy sobreviven sin pavimento en sus calles, sin médicos ni clínicas en sus pueblos, mucho menos con maestros en las escuelas que hoy se han vaciado de alumnos y libros, "lo que los va orillando a formar parte de las cadenas ilegales de producción", dice la experta.

Hoy buena parte de México ve en la planta de la mariguana a un enemigo público, "y junto a ésta a las sustancias psicoactivas, como si se tratara de una película de ciencia ficción, por eso los consumidores pasamos a ser las personas que representamos una amenaza existencial al Estado, a la sociedad, por eso se legitima torturar, desaparecer, violar, y se validan las ejecuciones extrajudiciales". Claro, a menos que seas un capo perdonado por un presidente.

Mientras México se debate entre criminalización, militarización, falta de regulación y una mala canción, los países que han regulado el consumo de la mariguana han potenciado la competencia tecnológica ofreciendo diversidad de productos para todo tipo de consumo.

Y es que aunque estén prohibidos productos, presentaciones y sustancias derivadas de la cannabis, se siguen comercializando clandestinamente sin que se garanticen controles de calidad a esos productos que podrían poner en riesgo la salud y la vida de sus usuarios. La experiencia del consumo cannábico en México ha ido evolucionando y va desde los que la fuman hasta los que la combinan con otras sustancias, dependiendo de la estratificación de los consumidores. Se combina con alcohol, tabaco, cocaína, metanfetaminas y otras sustancias psicoactivas que ponen en riesgo a los usuarios.

Entre mayor poder adquisitivo del usuario, mayor acceso a las diferentes sustancias. Adriana Muro asegura que "una buena cocaína es muy cara, y creo que eso también tiene que ver con el tema de prohibición: es muchísimo más fácil tener un amigo que cultive cannabis e incluso te pueda proveer de marihuana hidropónica, es decir, natural y de buena calidad, pero no es lo mismo buscar cocaína o un LCD, o un MDMA que sea realmente puro y que no esté mezclado con otras cosas". Muro conoció a microtraficadoras en San Luis Potosí "que estaban bajo los influjos del cristal, y el cristal prácticamente te destroza la parte frontal del cerebro y hace que se te olviden cosas, provocando lagunas mentales, pero son las sustancias de consumo común entre microtraficantes. En México seguimos sin poner a debate las presentaciones de las sustancias psicoactivas, su variedad, su calidad, sus precios, el origen del fentanilo y su impacto en la salud de los mexicanos", esos temas siguen marginados del debate público o cuando se traen a cuenta son demonizados.

Estados Unidos, por ejemplo, en 2021 registró su peor número de fallecidos por sobredosis de opioides. Más de 100 000 fallecieron en un año[6]: 100 306 entre abril de 2020 y el mismo mes de 2021. El mayor aumento de muertes por sobredosis se registró en Vermont, donde la cifra aumentó 70%, le siguieron Virginia Occidental (62%) y Kentucky (55 por ciento).

"En México hay una confrontación por las metanfetaminas y la cocaína, muy poco se habla de esas sustancias. La mayoría de los que buscan una regulación de la cannabis dice que hay que empezar por la mariguana, porque es lo más *light*: 'Cannabis sí, cocaína no'. En el movimiento cannábico –dice Muro– se nota cierta superioridad moral cuando se apunta que 'el cannabis es chido' y la cocaína y la metanfetamina no porque es más dura. Esa narrativa tiene que cambiar porque no estamos en un país donde sólo se cultive cannabis y el cannabis sea nuestro mayor problema." Habría que regular todas las drogas.

–¿Cómo tendría que llevarse a cabo una regulación general de las drogas para que no sea prohibicionista?

–Debemos alejar la política pública de las autoridades punitivas. Creo que las autoridades en materia de salud son las que deberían manejar las medidas en relación con el consumo de sustancias. Hay que verificar la calidad de éstas, y cómo se comercializan; se tiene que conocer a profundidad lo que vende el mercado ilícito, qué químicos están utilizando, cuál es el nivel de pureza de las sustancias; hay una regulación específica para cada tipo de sustancias psicoactivas. Hoy los detalles no los conocemos, así que primero hay que comenzar a levantar los datos que nos hacen falta,

[6] Según los Centros para el Control y Prevención de Enfermedades de Estados Unidos. Los datos se pueden consultar en https://www.cdc.gov/drugoverdose/featured-topics/es/overdose-deaths-data.html.

a conocer las historias, los nombres, los hábitos de los consumidores, entender sus dinámicas, advertir cuáles son las sustancias que provocan daños extremos al cuerpo humano, cómo reducir sus riesgos, cómo prevenir las adicciones. Son asuntos de carácter sanitario y no penal.

–¿Qué nuevas drogas y maneras de consumirlas te han llamado la atención?

–Pues a mí cada vez me parece más interesante lo que el cannabis ha logrado en materia gastronómica. Creo que ahí hay una posibilidad, y con la hoja de coca también. He trabajado con personas cultivadoras y chefs en Colombia que hacen unos platillos maravillosos con la hoja de coca y el cannabis. Han reinventado la relación con la droga y la comida. El sector turístico puede explorar, de manera legal, experiencias que incluyan las sustancias psicoactivas, que puedas asistir con amigos, amigas, a una cena para no necesariamente meterte una línea de coca, sino un espagueti delicioso con una salsa de coca exquisita.

Nos hace falta reconciliarnos con esas plantas: mariguana, amapola, coca. Los ojos de preocupación están puestos en el fentanilo y las sobredosis que provoca. Más de 60% de las que hubo en 2021, según las autoridades de Estados Unidos. Pero la creatividad acapara la atención de emprendedores y consumidores. La evolución tecnológica cannábica se nota en el salto de la combustión a la vaporización. Los impactos sobre la salud pública aún no son claros ni definitivos. Dice Aram Barra que "no hemos tenido suficiente tiempo para estudiar la vaporización y no hay estudios longitudinales de los impactos. Eso lo sabremos dentro de 15 o 20 años". Lo que sí hay es un cambio de narrativa. La aparición de los vaporizadores en las principales ciudades del país evidencia las nuevas tecnologías de las que echan mano generaciones más jóvenes que han hecho que muchos circuitos donde se puede consumir abiertamente mariguana sin el miedo de ser coercionados o perseguidos por la autoridad. Aunque, como hemos visto, se mantiene el mismo nivel de persecución para alguien que se fuma un churro en la calle, lo que habla de lo alineada que es la política prohibicionista para perseguir a ciertas clases sociales o a ciertos grupos étnicos. Es una de las razones por las que se creó la prohibición que creció en Estados Unidos en los grupos puritanos a principios del siglo pasado. Tiene que ver con control social, el razonamiento es que tienen que controlar a los grupos que no pueden criminalizar por ninguna otra actividad. Casi un siglo después en México prevalecen las mismas lógicas punitivas, discriminadoras y lacerantes.

La evolución del mercado mexicano en cuanto a la diversidad de productos de consumo de la mariguana se observa en cada edición de ferias, copas cannábicas o certámenes de cultivo de la planta como Expowed México,[7] Cannafest,[8] Cannabis Expo,[9] entre otras. Los tabúes son reemplazados por cremas, pomadas, estimulantes sexuales, supositorios para el dolor, gomitas y chocolates a base de mariguana, pastas para cocinar, chicles, papas fritas, aceites, sales de baño, jabones purificadores, velas, maquillaje, perfumes y colonias, lubricantes, vinos, salsas picantes,

---

[7] https://expoweedmexico.com.

[8] http://www.cannafest.mx.

[9] https://thecannabisexpo.howler.co.za/events/the-cannabis-expo-mexico-2021-usd-ae07.

café, tampones, cervezas y una amplia variedad de productos muy comentados en redes sociales y en sitios de internet.[10]

En México es incipiente la presencia en los mapas de lugares que comercializan legalmente los productos derivados de esta planta, mientras que en otros países son comunes. Las experiencias gastronómicas se han multiplicado con invitaciones a casas de cocineros y chefs que de manera clandestina cocinan para sus invitados con experiencias cannábicas que incluyen chapatas, tapas, smoothies o cervezas artesanales elaboradas con semillas de cáñamo. Se trata de superar el estigma de que es "una droga que hace daño" para generar una nueva relación con la planta desde el libre desarrollo de la personalidad creativa y estimulante. Todo esto documentado en publicaciones editadas por sellos independientes como Moho, El Salario del Miedo y Generación.

"Todo lo que sea creado, cómo se fuma, qué tipos de mota hay, qué nuevos gadgets hay, lo que se recomienda hacer y lo que no, es emocionante y me sorprende cada día que pasa –confiesa Martha Tagle–. Tengo una amiga que está muy empeñada en traer geles de carácter sexual, de estimulación. No sé mucho de esos productos, pero bueno, ¡habrá que ver! Ella está determinada en que hay que hacer negocio por esa vía, como las sexshops, pero, por ejemplo, hay que discutir cosas serias como los vapeadores, que en cuanto a nicotina comienzan a prohibirse alrededor del planeta y en México no se ha discutido y regulado claramente.

Cómo será México dentro de 30 años. Qué productos se consumirán entonces, derivados de la cannabis, no sólo para fines

---

[10] Como https://www.royalqueenseeds.es/blog-productos-con-marihuana-que-hay-que-probar-n221.

medicinales, sino para fines recreativos, de cuidado personal, diversión y estudio científico. En el último capítulo conoceremos lo que los entrevistados imaginan para los años por venir. ¿Se imaginan que este libro fuera una cápsula del tiempo con la que podamos mandarnos mensajes, aunque sea de aliento, sobre lo que esperamos de la mariguana? Antes de llegar a esto, tendremos que hablar de la mariguana como toda una celebridad en México. De eso van las siguientes páginas.

Capítulo 5.

MARI-
GUANA:
UNA CE-
LEBRIDAD

Si alguien quiere comprender mejor los códigos culturales que nos rigen en México, podría echarse un clavado en el océano de las redes sociales, donde el humor a la mexicana es el salvavidas entre las tragedias. No bien acaba de ocurrir un temblor, por ejemplo, cuando cientos de memes ya circulan entre nuestros perfiles para burlarse de nuestros miedos y aliviar nuestros dolores. Es irresistible el contenido digital que arranca carcajadas y genera catarsis colectivas. Si al mal tiempo se le pone buena cara, en México se le da el cuerpo entero. Y si de humor sobre mariguana se trata, hay activistas que reconocen que en las redes germina la empatía hacia la libertad y la regulación. Los memes y videos haciendo humor del uso de la mariguana pueblan las principales plataformas y prometen germinar esos referentes culturales de los que hablamos en el primer capítulo. Una oleada de famosos y celebridades, de personas destacadas en el ámbito de la ciencia, la política y la cultura mexicana e internacional han salido del clóset de la mariguana en las últimas décadas, y eso ha sorprendido a propios y extraños.

Hay personalidades que cuando fueron presidentes de sus países no decían ni pío sobre la regulación de esta droga, pero años después se volvieron activistas. Ejemplo de ello es el expresidente mexicano Vicente Fox, quien gobernó (es un decir) del año 2000 a 2006. Destacó por tener una lengua que se manda sola. Si mientras presidente se hizo famoso por frases sin pies ni cabeza (y un gobierno ídem), cuando expresidente hizo una declaración para, según él, eliminar el estigma de que los que consumen mariguana son violentos: "En la ciudad de Seattle [en el estado de Washington, Estados Unidos], la mitad de lo que se vende [de mariguana] lo consumen los *empleados de Microsoft* y no andan en la calle matando a nadie ni se vuelven locos –Fox nunca ha tenido tacto cuando se refiere a pacientes con condiciones mentales especiales–, *es como tomarse una copita de alcohol o de vino*". Les digo: su lengua se manda sola.

Un año después de sentarse en la silla presidencial, Fox, con sus botas, se pronunció a favor de la legalización de las drogas antes de ir a un viaje a Colombia invitado por jefes de Estado de la región para tratar el tema del narcotráfico. Sin embargo la ocurrencia no duró mucho. Para mayo de 2006, meses antes de abandonar el despacho presidencial, vetó la iniciativa de Ley de Despenalización de las Drogas. Los columnistas acusaban presiones del gobierno de los Estados Unidos.

Por aquel tiempo Patricia Mercado, candidata presidencial del extinto Partido Alternativa Socialdemócrata y Campesina (sí, hubo un partido que se llamó así hasta que sus integrantes se agarraron del chongo y lo destruyeron), habló de mota. A sugerencia de su extraordinario jefe de campaña, Gustavo Gordillo, Mercado pidió que se "despenalizara el debate" y admitió haberse echado un porrito en algún momento de su juventud. Muchos jóvenes votaron por ella y, según analistas, le quitó una buena cantidad de puntos al candidato puntero, Andrés Manuel López Obrador, quien procuró no tocar el tema y perdió en aquel año acusando un fraude electoral del que se benefició Felipe Calderón, quien gobernó (también es un decir) a partir de ese año y hasta 2012, cuando la criminalización de los usuarios de drogas y la violencia provocada por grupos criminales se exacerbaron, como conté en *Mariguana a la mexicana* (Grijalbo, 2018).

En la historia de México ningún presidente, salvo Fox, ha confesado su gusto por darle las tres a la Juanita, aunque tal vez en la intimidad se hayan dado sus buenos toques. En Estados Unidos, en cambio, por lo menos tres presidentes han confesado que han fumado mariguana: Barack Obama, Bill Clinton y George W. Bush. No obstante que fue de Estados Unidos de donde importamos obedientemente la guerra contra las drogas en México. Pero esos tres expresidentes sin duda fueron unos privilegiados. Antes de las regulaciones locales que rigen hoy en ese país a favor de los usuarios, había penas muy duras contra ellos. Los consumidores fueron estigmatizados y hubo quienes cayeron presos por quemarle las patitas al diablo o llevar a cabo actividades alrededor del cannabis. Y si estuviste preso, la legislación federal establece impedimentos para ser candidato a la presidencia gringa por el simple hecho de haber purgado una condena por posesión u otros delitos relacionados con la mariguana. ¿De dónde la sacaron los expresidentes? ¿La compraron? ¿Cuánto poseían entonces? ¿En verdad sólo fue un churrito? Haiga sido como haiga sido, los tres fueron presidentes de su nación sin impedimento alguno, ni estigma que los discriminara.

Jimmy Carter fue el presidente que comenzó la descriminalización de algunas actividades alrededor de la mariguana en Estados Unidos. Eran los años setenta. Para 2016 el también Premio Nobel reveló a ABC News que fumaba mariguana: "Yo me fumo dos porros por la mañana, el de la tarde y dos más por la noche, eso me hace sentir bien".

El político, quien fue diagnosticado con un tumor cerebral, le atribuyó a la mariguana el haber matado sus células cancerígenas: "La marihuana es la medicina de Dios. Encuentro a la índica mejor que a la sativa, pero hay un montón de buenos híbridos". Se permitió dar consejos: "Los comestibles son buenos durante el viaje y donde no está permitido fumar. Nunca he sido un gran fan del alcohol, aunque la marihuana es la medicina que necesito. También revivió mi amor por los cacahuates. ¿Alguna vez has comido un cacahuate con mariguana?", remató bromeando con su entrevistador.

Clinton dijo durante su campaña presidencial en 1992 que mientras estudiaba en la Universidad de Oxford la consumió. Obama le contó al *The New Yorker*:[1] "Como ya se ha documentado bien, yo fumé mariguana cuando era menor de edad y lo considero un mal hábito y un vicio, pero no es muy diferente de los cigarrillos que fumé desde que fui joven hasta gran parte de mi vida adulta. No creo que sea más peligrosa que el alcohol".

John Kerry, candidato presidencial demócrata, admitió en 2003 haberle quemado el alma a Juanita. Sarah Palin, conservadora y republicana, reconoció en 2006 al *Anchorage Daily News* que no podía evitar echarse un "Bill Clinton" (el hecho de fumar mariguana). Cómo olvidar a Michael Bloomberg, quien cuando alcalde de

---

[1] Enero de 2014.

la ciudad de Nueva York reveló haber disfrutado de la mota cuando joven, aunque se dijo arrepentido.

Algunos padres de esa patria fumaron mariguana. George Washington, por ejemplo, escribió el 26 de mayo de 1794 al doctor James Anderson lo que aquí transcribo: "La preparación artificial de cannabis originaria de Silesia es verdaderamente una maravilla" y "Obtén el mayor provecho al cáñamo índico y siémbralo por todos lados". John Adams, el segundo presidente de Estados Unidos, escribió también: "Desearemos un mundo de cannabis para nuestro propio consumo". Thomas Jefferson veía en el cáñamo una industria con futuro: "El más grande servicio que se le puede hacer a un país es agregar una planta útil a su cultura" y "El cáñamo es primordial para el bienestar y la protección de nuestro país". Si estos tres vieran en lo que se ha convertido el mundo con respecto a la mariguana, se morirían de nuevo del coraje... o se alivianarían con un churro en la mano.

En México, durante una asamblea del Sindicato de Pintores, Escultores y Grabadores Revolucionarios de 1922 que dirigió uno de los tres más grandes muralistas que ha dado México, Diego Rivera, se acordó escribirle una carta al presidente Álvaro Obregón para pedirle que ya no exista el "delito de la distribución de mariguana". Pero no hubo éxito. Años más tarde el periodista Julio Scherer García publicó una entrevista con otro de los tres grandes muralistas, David Alfaro Siqueiros –el tercero es José Clemente Orozco–, quien daba más detalles de esa asamblea a la que habían asistido el propio Siqueiros, Xavier Guerrero, Juan Charlot, Orozco y otros: "Durante tres horas lo escuchamos airoso, como un campeón, hablar sobre los estupefacientes", dijo Siqueiros. Se trataba de esfuerzos infructuosos comandados por Rivera para legalizar la distribución de la mois, pues el artista creía erróneamente que la mariguana pertenecía a las tradiciones de las culturas prehispánicas. Fernando Rivera Calderón, escritor, poeta, músico, periodista, juglar apocalíptico y amante del humo recuerda una anécdota "bastante cómica, la verdad. Una crónica de entonces decía que se les vino abajo su proyecto cuando Siqueiros cayó de un andamio pacheco y se rompió la madre. Mucha gente decía: 'Güey, ¿para eso quieres que se legalice la mota, para eso quieres que todos los chavos fumen?' Y, bueno, el intento valió madre".

Si bien la mariguana fue conocida por los prehispánicos gracias a los conquistadores, los milenarios no desperdiciaron ninguna de las plantitas mareadoras y estimulantes, conocidas ahora como psicoactivas, que habitaban su entorno natural.

Vale la pena echarle un ojo a la estatua de Xochipilli que aparece en la portada del libro *Plantas de los dioses. Orígenes del uso de los alucinógenos*, de Richard Evans Shultes y Albert Hofmann. Xochipilli era el mismísimo príncipe de las flores. Pero no de cualquier flor, era el príncipe de las florecitas embriagantes, alucinógenas, de las que intoxican.

El Xochipilli fue esculpido con una cara de "me la estoy pasando a todas flores mirando el cielo"; "como si estuviera escuchando voces". El príncipe está sentado sobre *Psilocybe aztecorum*, un tipo de hongo. Las flores que acompañan a este muchacho divino son, entre otras, el sombrerete de hongo, el zarcillo de ololiuqui, la flor de tabaco a lo largo de sus piernas y muslos, junto a un capullo de sinicuiche y de *Psilocybe*. ¿Cuánto se habrán metido los escultores para crear semejante belleza?

LA M[illegible]TA DESPIERTA INSPIRACIONES.
EL ARGENTINO LEOPOLDO DÍAZ
ESCRIBIÓ[2] SOBRE EL CÁÑAMO:

¡OH, RARA FLOR DE ENCANTO!
SU PÉRFIDA HERMOSURA
ESCONDE FILTROS HONDOS DE
ESPASMO Y DE LOCURA,
VENENOS MISTERIOSOS QUE
MATAN DULCEMENTE.
¡OH, HERMANA DE MEDEA!
¡SERPIENTE QUE FASCINA!,
QUE LLEVAS EN TU BOCA DE REINA BIZANTINA
EL BESO VOLUPTUOSO COMO EL
HACHÍS DE ORIENTE.

---

[2] *Revista Mundo Ilustrado*, año VII, t. 1, núm. 8, México, 25 de febrero de

En Teotihuacán el mural de Tepantitla que está ubicado en el área noroeste de la zona arqueológica es una revelación. En ese conjunto se encuentra Tlalocan, junto al mural que imagina el paraíso de Tláloc, como lo bautizó Alfonso Caso, quien descubrió el conjunto el siglo pasado. El dios de la lluvia, quien vivía ahí según la tradición mexica, está acompañado por un grupo de personas divirtiéndose con varios animales, entre los que destacan las mariposas, y, claro, también hay flores parecidas a las psicoativas de la época, el 350 d.C.

El Premio Nobel de Literatura Octavio Paz publicó *Corriente alterna*, donde explora el uso estético de las drogas. Paz escribió un poema sobre un grupo de jóvenes, trepados en una pirámide de Teotihuacán y donde la mariguana es protagonista, se llama "Himno entre ruinas":

donde espumoso el mar siciliano...
GÓNGORA

Coronado de sí el día extiende sus plumas.
¡Alto grito amarillo,
caliente surtidor en el centro de un cielo
imparcial y benéfico!
Las apariencias son hermosas en
esta su verdad momentánea.
El mar trepa la costa,
se afianza entre las peñas, araña deslumbrante;
la herida cárdena del monte resplandece;
un puñado de cabras es un rebaño de piedras;

el sol pone su huevo de oro y se derrama sobre el mar.
Todo es Dios.
¡Estatua rota,
columnas comidas por la luz,
ruinas vivas en un mundo de muertos en vida!

Cae la noche sobre Teotihuacán.
En lo alto de la pirámide los mu-
chachos fuman marihuana,
suenan guitarras roncas.
¿Qué yerba, qué agua de vida ha de darnos la vida,
dónde desenterrar la palabra,
la proporción que rige al himno y al discurso,
al baile, a la ciudad y a la balanza?
El canto mexicano estalla en un carajo,
estrella de colores que se apaga,
piedra que nos cierra las puertas del contacto.
Sabe la tierra a tierra envejecida.

Los ojos ven, las manos tocan.
Bastan aquí unas cuantas cosas:

tuna, espinoso planeta coral,
higos encapuchados,
uvas con gusto a resurrección,
almejas, virginidades ariscas,
sal, queso, vino, pan solar.
Desde lo alto de su morenía una isleña me mira,

esbelta catedral vestida de luz.
Torres de sal, contra los pinos verdes de la orilla
surgen las velas blancas de las barcas.
La luz crea templos en el mar.

Nueva York, Londres, Moscú.
La sombra cubre al llano con su yedra fantasma,
con su vacilante vegetación de escalofrío,
su vello ralo, su tropel de ratas.
A trechos tirita un sol anémico.
Acodado en montes que ayer fue-
ron ciudades, Polifemo bosteza.
Abajo, entre los hoyos, se arras-
tra un rebaño de hombres.
(Bípedos domésticos, su carne
–a pesar de recientes interdicciones religiosas–
es muy gustada por las clases ricas.
Hasta hace poco el vulgo los consi-
deraba animales impuros.)

Ver, tocar formas hermosas, diarias.
Zumba la luz, dardos y alas.
Huele a sangre la mancha de vino en el mantel.
Como el coral sus ramas en el agua
extiendo mis sentidos en la hora viva:
el instante se cumple en una concordancia amarilla,
¡oh mediodía, espiga hinchada de minutos,
copa de eternidad!

Mis pensamientos se bifurcan, serpean, se enredan,
recomienzan,
y al fin se inmovilizan, ríos que no desembocan,
delta de sangre bajo un sol sin crepúsculo.
¿Y todo ha de parar en este chapoteo de aguas muertas?

¡Día, redondo día,
luminosa naranja de veinticuatro gajos,
todos atravesados por una misma y amarilla dulzura!
La inteligencia al fin encarna,
se reconcilian las dos mitades enemigas
y la conciencia-espejo se licúa,
vuelve a ser fuente, manantial de fábulas:
hombre, árbol de imágenes,
palabras que son flores que son frutos que son actos.

Rivera Calderón cree que este poema "no es una lectura de enajenación y de embriaguez, sino que permite un pensamiento más libre y creativo porque potencia otras áreas, no solamente de la lectura, que de por sí es un enervante que pone contentos a los chavos". "Es un poema maravilloso –dice Jorge Javier Romero–,[3] es un poema de juventud que despertó a toda una generación." Romero conoció al escritor y traductor Salvador Elizondo, y cuenta que cuando recibía invitados en su casa les preguntaba: "¿Y tú que tomas?", "Whisky", respondían algunos, por lo que el escritor les decía: "¿Los demás toman vodka? Muy bien, entonces tráiganle

[3] Experto en políticas de drogas, investigador y catedrático del CIDE Campus Aguascalientes.

una botella de whisky a él y otra de vodka a ellos, los demás a mi jardín", para fumar mariguana. "Es que tengo un jardinero con manos estupendas para la mariguana. Vean qué bonitas plantas", decía Elizondo.

Eran los años en que escritores y artistas conocidos como los Contemporáneos probarían la mariguana y otras drogas: Salvador Novo, Elías Nandino y Xavier Villaurrutia. Según versiones, Andrés Henestrosa con el primer pago de la beca de estudiante que le dio José Vasconcelos compró mariguana para que la probara el poeta francés Antonin Artaud, ambos se dejaban ver platicando en el café La Habana. Para Salvador Novo, la mejor novela sobre la mariguana y los soldados que la fumaban se llama *Tropa vieja* y la escribió Francisco L. Urquizo. *Los muros de agua*, de José Revueltas, inmortalizó el uso de la mariguana entre los presos de las Islas Marías.

José Agustín escribió que los atrevidos jóvenes que tenían relaciones sexuales con quien se les pegaba la gana, a pesar de tener novia o estar casados, lo hacían porque fumaban mariguana. Manuel M. Flores, según Carlos Monsiváis, le entraba a la Juanita sin pena ni culpa. José Guadalupe Posada inundaba los kioskos de periódicos y revistas con sus personajes de la Familia Burrón creando, además, el primer personaje pacheco en una historieta mexicana: Don Chepito Marihuano.

En la película *Soy charro de levita*, dirigida por Gilberto Martínez en 1949, Tin Tan le dice a Marcelo: "Antes te daba por emborracharte y ahora le zumbas a la grifa". Germán Valdés interpretaba al pachuco por excelencia de la Época de Oro del cine mexicano. "Tin Tan reivindicó la imagen de este personaje surgido de

California y Texas e introdujo en el cine un lenguaje de pochismos y caló del sur, el spanglish, espanglés o tatacha", dice Armando Velázquez Huerta,[4] quien cita a Salvador Novo aclarando que "mientras Cantinflas es la subconsciencia de México, Tin Tan es su incómoda conciencia".

Carlos Rosales escribió: "Las pasiones de Germán Valdés fueron las mujeres, el baile, los yates, la ropa, sus amigos, sus hermanos, su carnal y la mota" o "yerbita vaciladora", como él la llamaba. Si uno recorre los pasillos de los emblemáticos Estudios Churubusco de cine en la Ciudad de México se encontrará con un pasillo que se llama Tin Tan, porque ahí se prendía su mariguana, cuando, según versiones, el director Gilberto Martínez Solares le daba permiso al actor de echarse un porrito antes de filmar.

Velázquez Huerta retoma algunas escenas de las películas de Tin Tan en las que se hace referencia a la mota:[5]

En *El hijo desobediente* (1945), dirigida por Humberto Gómez Landero:

Tin Tan: ¿Y te gusta la mota? Digo, ¿la música?

Marcelo: Es mi debilidad.

Tin Tan: ¿Qué?

Marcelo: La música.

---

[4] Armando Velázquez Huerta, *Historia de la mariguana en México*, Biblos y Tlacuilos, México, 2010, p. 173.

[5] *Ibid.*, pp. 174-175.

EN **HAY MUERTOS QUE NO HACEN RUIDOS** (1946), DIRIGIDA TAMBIÉN POR GÓMEZ LANDERO:

MARCELO: ¿Y QUÉ?

TIN TAN: QUE A MÍ YA ME DAN LAS TRES, PERO NO DE ÉSTAS, [CON ADEMÁN DE FUMAR], SINO DE LAS OTRAS.

MARCELO: ¡DIOS, LAS TRES! DEJEMOS ESE PUNTO [CON ADEMÁN DE ESTAR FUMANDO MARIGUANA].

En *Soy Charro de Levita*:

Tin Tan: ¿De cuál fumaste? ¿De la de Xilpan? ¡Pero Marcelo, que te fumaste el extragrueso! Mira, soy yo, Tin Tan. Reconóceme, Tin Tan.

Marcelo: ¿Tin Tan? Eso me recuerda las campanas de Puebla. [Marcelo llora].

Tin Tan: Fumaste de la lloradora y me la pegaste a mí.

Se dice que en el *Tintanavento*, el yate privado de Germán Valdés, alguien echó un cerillo a una paca de mariguana que comenzó a incendiarse. Para prevenir un incendio en la embarcación, echaron la mota al mar y Tin Tan gritó: "¡Mi mota no!", al tiempo que nadaba hacia ella.

En 1927 el cine mexicano comenzó sus andadas con la mariguana. Fue la película de Gabriel Moreno, *El puño de hierro*, la que invitó a las drogas a su guion. En 1936 José Bohr dirigió *Mariguana. El monstruo verde*, donde por cierto actuó Sara García, la que décadas después sería la abuelita del cine mexicano. García, en la película *Un hombre inquieto*,[6] interpretó a un personaje que habla con su hija enamorada: "¡Ay, hija! Parece que te hubieras fumado un cigarro de mariguana". "*Mariguana. El monstruo verde* es un filme que marca un precedente en la relación que el cine mexicano establece con la mariguana –dice el académico y respetado estudioso del Séptimo Arte, Daniel González Marín–, porque es una relación atravesada por la doble moral, pues la mariguana se nos presenta como enemiga: sabemos

[6] Dirigida por Jaime Salvador en 1954.

que existe, sabemos que la gente la consume, la cultiva, pero el cine la condena moralmente."

Velázquez Huerta hace un repaso del cine nacional y su relación con la yerba e incluye *Mientras México duerme*, de Alejandro Galindo, dirigida en 1938. La película, inspirada en el periodismo de nota roja de la época, retrata al crimen organizado. En *Nosotros los pobres*, dirigida por Ismael Rodríguez en 1947, el personaje de Don Pilar, el mariguano, es interpretado por Miguel Inclán Delgado. En la película el personaje que es recriminado por fumar dice: "Si soy mariguano, qué le importa. Uno tiene sus vicios por necesidad". Cuando se estrenó *Nosotros los pobres* en el cine Colonial de la Ciudad de México se dieron cita integrantes de la Liga de la Decencia para reclamar la propaganda al consumo de drogas en el filme. En esa película el personaje golpea a una anciana en silla de ruedas mientras está bajo el influjo de la droga verde.

Vendrían películas como *Los jóvenes,* de 1961, dirigida por Luis Alcoriza con Tere Velázquez y Julio Alemán como protagonistas; *Los caifanes*, de 1966, dirigida por Juan Ibáñez, fue protagonizada por Julissa y Enrique Álvarez Félix. Dando un salto a los años ochenta del cine mexicano, observamos una serie de películas de muy bajo presupuesto en el momento de mayor crisis del cine nacional. Eran de las películas más redituables que exploraban la industria de la renta en casa, los videohomes. Dice el profesor González Marín: "Había títulos maravillosos como *El narco. Duelo rojo*, de 1985; *Narco terror,* del mismo año; *Narco al acecho*, de 1988; *Narcos contra narcos*, estrenada en 1988, *La narcotraficante*, que vio la luz en 1989, o sea que *La Reina del Sur* [serie de 2011] y las narco series que hoy son un éxito en plataformas de *streaming* no son ninguna novedad, ¿eh?" Desde entonces surgieron estrellas como Valentín Trujillo y los hermanos Mario y Fernando Almada, "que terminan glorificando a los traficantes de drogas", dice el también editor González Marín. *Vice* publicó "Mexican Narco Cinema",[7] un recorrido por los actores y productores de este cine que fueron financiados con dinero del narco. "Pero para mí –dice Daniel González Marín– una película que no es mexicana, sino dirigida por Paul Thomas Anderson, *Inherent Vice*, de 2014, inspirada en una novela de Thomas Prigstone, es como si la hubiera hecho alguien con los efectos de la mariguana, no porque sea una película alucinógena, sino porque es el punto de vista del protagonista y no de un juez moral o cívico."

Tal vez sea la música una de las artes que más estrecha relación tiene con la mota. Ejemplo de ello los jazzistas estadounidenses. Muchos músicos de jazz creían que la mariguana "ayudaba a tocar, ya que eliminaba las inhibiciones y aportaba estimulación y confianza", según Harry Shapiro.[8]

Rulo es un locutor de radio que ha marcado época en México. En la estación Reactor influenció a toda una generación por su manera de comunicar junto a Olallo Rubio y el Sopitas. Rulo conoce muy bien el medio musical mexicano y ha visto pasar muchas drogas entre los músicos. "De entrada la mariguana es la más popular

[7] Se puede ver en http://www.vice.com/es_mx/video/mexican-narco-cinema-part-1-of-3.

[8] Harry Shapiro, *Historia del rock y las drogas. La influencia de las drogas en la música popular*, Ediciones Robinbook, México, 2003, p. 50.

entre ellos, yo honestamente creo que, salvo un par de excepciones, hacen una mayoría consumidora. Existen los que se meten cocaína y otras cosas, pero la marihuana es algo generalizado, son muy pocos los músicos que yo conozco que no la consumen", dice.

Según él, la mariguana en México es vista como un elemento de confrontación con la sociedad o el poder político, "es una forma de manifestar una crítica contra el régimen", porque está prohibida y por los efectos para la creación musical. Desde los setenta y hasta unos años de comenzados los ochenta, "el rock estuvo completamente marginado, no había ni chance de hacer conciertos, entonces fumar mariguana era una forma de compensar todas las prohibiciones; era pintarle pito a quien no te dejaba hacer cosas". Fumar mariguana entre los músicos mexicanos de finales del siglo pasado y principios de éste era un "gesto contracultural", una "reconexión con una droga que si bien ya existía, ahora la vuelven a encontrar", según Rulo.

Cuando The Beatles conectó con Bob Dylan, la creación musical del cuarteto inglés cambió de manera notable. "A algunos miembros se la ofrecieron en 1960, tras su primer viaje a Hamburgo", dice Rivera Calderón. George Harrison lo contó así:

> La primera vez que conseguimos marihuana fue gracias a un baterista mayor de otro grupo de Liverpool. No la probamos hasta después de que estuvimos en Hamburgo. Recuerdo que la fumamos en la sala de la banda en un concierto en Southport y todos aprendimos a hacer el twist esa noche, que era popular en ese momento. Todos estábamos viendo si podíamos hacerlo. Todo el mundo decía: "Esta cosa no hace

nada". Era como ese viejo chiste en el que hay una fiesta y dos hippies están flotando en el techo, y uno le dice al otro: "Esto no funciona, hombre".

En 1964 Bob Dylan llevó de viaje a The Beatles por el mundo de la mariguana. Dylan y los ingleses fueron presentados por el escritor Al Aronowitz. El resultado fue una serie de canciones que suenan a Bob Dylan, según expertos. "The Beatles componen con cierta conexión mariguanezca", dice Rulo. De esa época tenemos canciones como "Got to get you into my life", "She's a woman" y "With a little help from my friends". John Lennon y Yoko Ono fueron arrestados el 18 de octubre de 1968 en Londres, acusados de posesión. Lo mismo le pasaría a George Harrison un año después.

Le pregunto a Fernando Rivera Calderón:

—¿Qué habría sido de The Beatles sin la mota?

—*¡Qué habría sido de la música pop sin ese encuentro entre Dylan y The Beatles! Bob les dice*: "Oye, está chida su música, tienen mucho talento, pero deberían fumarse un churro conmigo porque hay otro escenario emocional y mental en el que ustedes pueden hacer algo distinto". Recuerdo que de chavo fui melómano, pero hubo un momento en el que escuchaba bandas como King Crimson, algunos discos de Pink Floyd, cosas de Nine Inch Nails y una parte de mí decía: "Está pocamadre pero no le entiendo, no comprendo qué me están tratando de decir". Entonces hice el experimento de oír esa misma música después de haber fumado mariguana. Mi reacción fue decir con alegría: "Oh, my God, qué es esto". Como que algo se desdobló en mi manera de percibir las cosas que, como músico, me hizo una diferencia.

Aunque no quiero decir que la mariguana condicione el escuchar mejor la música. La mota sólo puede ser un buen amuleto.

Según Rivera Calderón, la frase: "El hastío es pavorreal que se aburre de luz en la tarde" en la canción "Hastío", de Agustín Lara, no es gratuita, Lara "era muy pacheco y metodista, igual que Tin Tan, del que me contaron que en algunas fiestas que hacían Beto el Boticario (Roberto Ramírez Garza) y el Loco Valdés (Manuel Valdés) junto con toda esa banda de la época, se metían cosas bastante pesadas. Un día Tin Tan sacó su churrito y todos le dijeron: 'No mames, sácate con tu pinche apeste, cabrón', Tin Tan les contestaba: '¡Qué, es mi chubidubi, ¿no quieren?', y los demás le respondían: '¡No, qué! Eso es de pobres', y sacaban a Tin Tan al patio a fumar porque a los otros güeyes les cagaba el olor. Lamentablemente esas historias no las quiere contar ni la familia de Tin Tan, ni aparecen en biografías de Agustín Lara. El asunto sigue siendo un estigma".

Lalo Guerrero, el mismo que creó el concepto de Las Ardillitas, es autor e intérprete de "Marihuana Boogie". Guerrero era un músico chicano:

> Mari mari marihuana
> Mari mari marihuana boogie
> Mari mari marihuana
> Mari mari marihuana boogie
> Mari mari marihuana
> póngase alerta ese bato no se vaya al roll
> porque va a empezar al rato el piano del cantón
> porque va a empezar al rato el marihuana boogie, boy
> (no se agüite, ese, pues, dele duro a esas teclas

vamos, pues, a tronarnos las manos, digo yo
me voy a sacar una buena jaina pa
echarme un buen borlo, ese,
porque está a gusto de aquellas este boogie)
mi jaina se llama Juana Juana Juana pero
ya todos los batos le dicen marihuana
mari mari marihuana como te quiero yo
Cuando le suena ese boogie me siento volador
que le gute esas teclas ya estoy aviador
pero que gute esas teclas que ya estoy volador
Mari mari marihuana
Mari mari marihuana boogie
Mari mari marihuana
Mari mari marihuana boogie
Mari mari marihuana

"La Bacha", del músico José Cruz, es otro clásico de la cultura musical pacheca:

Ya se acabó la bacha, tú la mataste.
Y se nos vino encima la tristeza.
La soledad de México es pura patria.
Quiero salir flotando por la azotea.

Háblame, amor, ¿qué pasa? ¿Por qué estás ebria?
¿Te visitó de nuevo la muerte coja?
Te manoseó y te dijo "nos vemos pronto".
Viene por ti, por mí, por estos drogos.

EN LA INTEMPERIE CRUDA DE ESTA LLOVIZNA,
ANDAMOS SIN CALZONES, SIN CORAZÓN.
AHÍ ESTÁ LA NOCHE SOLA LLORANDO VOCES,
BUSCANDO UN AMORÍO Y UN PANTALÓN.

PUES DE UNA VEZ, CABRONES, ¡BRINDEMOS TODOS!
YA SE ACABÓ EL DESMADRE, PRENDAN LAS VELAS.
PORQUE LA VIDA A OSCURAS YA NO ES LA VIDA.
PORQUE LA VIDA ES PARA SABER MORIRLA.

YA SE ACABÓ LA BACHA, TÚ LA MATASTE.
Y SE LLENÓ LA NOCHE DE CARCAJADAS.
LA SOLEDAD DE MÉXICO ES PURA RABIA.
QUIERO SALIR FLOTANDO POR LA AZOTEA.

PUES DE UNA VEZ, CABRONES, ¡BRINDEMOS TODOS!
YA SE ACABÓ EL DESMADRE, PRENDAN LAS VELAS.
PORQUE LA VIDA A OSCURAS YA NO ES LA VIDA.
PORQUE LA VIDA ES PARA SABER MORIRLA.

YA SE ACABÓ LA BACHA, TÚ LA MATASTE.

Para Rivera Calderón "esta canción es muy bonita porque 'la bacha' es un elemento casi filosófico. Es el último jaloncito que le das, es el deseo de que no se acabe, pero se acaba".

Lalo Tex, con su canción "La plática", revela buena parte del argot de los pachecos:

> Estábamos Rolando Mota y yo
> en casa de la familia Pacheco,
> en eso llegó María Juana
> que venía de Tizayuca,
> fue a comprar unos quesos
> pa' tomarlos con café,
> pero ya ni churros había
> le ganó el gallo otra vez.
>
> Hachis, hachis dijo doña Canabis
> indicando el nivel del tizón,
> mientras extendía sus sábanas
> pa' que las secara el sol.
>
> Don Carrujo, su marido,
> se dio un toque de electricidad,
> cuando forjaba el futuro
> de su hijo el Chicharrín.
>
> ¡Ae, compañeros vamos a darnos un join!
> ¡Ae, aea, aea!

En eso sonó la chicharra, porque algo se quemaba,
pero era el grifo del agua que se tiraba y se regaba,
alguien quiso prender una vela pero nadie la encontró,
todos estaban erizos, ya no hay yerba en el mercado.

Hachis, hachis, dijo doña Canabis,
¿no que estabamos en Cartolandia?
Vamos a conseguir un tráiler,
pa' terminar con toda el ansia.

¿Qué va a ser de mis niños?
¿Con qué se van a poner?
Si con sus ojitos rojos,
me cai que se ven muy bien.

Yo les voy a convidar del material que traigo aquí,
nada más no se me pase de lo que le toca de su ración,
de esta medicina pa alma y corazón.
¡Ae, aea! ¡Lente oscuro, Pacheco seguro!

Una más. Óscar Chávez y "Marihuana":

Cuni, cuni, cantaba la rana
y echaba las coplas de la marihuana.
Cuni, cuni, cantaba la rana
y echaba las coplas de la marihuana.

Marihuana tuvo un hijito
y le pusieron San Expedito
como el abogado de los de Santana
porque era Sansón para la marihuana.

Marihuana tuvo un hijito
y le pusieron San Expedito
como el abogado de los de Santana
porque era Sansón para la marihuana.

Marihuana, ya no puedo
ni levantar la cabeza
con los ojos rete colorados
y la boca reseca reseca.

Marihuana, ya no puedo
ni levantar la cabeza
con los ojos rete colorados
y la boca reseca reseca

Cuni, cuni, cantaba la rana
y echaba las coplas de la marihuana.
Cuni, cuni, cantaba la rana
y echaba las coplas de la marihuana.

Marihuana tuvo un hijito
y le pusieron San Expedito

como el abogado de los de Santana
porque era Sansón para la marihuana.

Marihuana tuvo un hijito
y le pusieron San Expedito
como el abogado de los de Santana
porque era Sansón para la marihuana.

Marihuana, ya no puedo
ni levantar la cabeza
con los ojos rete colorados
y la boca reseca reseca.

Marihuana,
ya no puedo ni levantar la cabeza
con los ojos rete colorados
y la boca reseca reseca.

En la década de los sesenta la mariguana se hizo popular entre los rockeros mexicanos. Algunos jefes policiacos y políticos con poder ordenaban redadas en las zonas de reunión de los artistas en las que "incautaban" mariguana que, en muchas ocasiones, era "sembrada", es decir, puesta por los oficiales para inculpar a los detenidos, según Johnny Laboriel, un músico de la época.

Tito Fuentes es integrante de Molotov, una de las bandas más importantes del rock mexicano. Entre sus éxitos están: "Voto latino", "Gimmie the Power", "Hit me", "Puto", "El mundo" y "Here Comes de Mayo", entre muchos otros, que hacen alusión directa a la cultura cannábica. Tito "es de las personas más mariguanas que conozco –dice Rulo–. ¿Qué mota es la que noquea? La de Tito, ésa sí es de cuidado, wey".

Tito dijo en una entrevista[9] que la primera vez que supo de la mariguana fue gracias a la canción "Mariguana", de Óscar Chávez. Estudiante del Colegio Vermont de la Ciudad de México, a los 20 años Tito asistía a las fiestas del Colegio Madrid y del Alemán para fumar en forma. Tito admitió que la mariguana ha influenciado su música: "Me pone en un estado relajado, en una forma en que puedo transmitir las cosas artísticas que quiero comunicar".

Le digo a Rulo que los prohibicionistas dicen que los que fuman mariguana tienen el cerebro frito.

–Sí, hay gente que se ha vuelto muy pendeja por fumar, no mames, ¿no conoces a nadie que esté frito? Y sobre todo creo que tiene que ver con que la fuman muy jóvenes.

–¿Cómo reacciona el público de la radio o los conciertos con respecto a la mota?

–Cualquier grito de "viva la mota" les encanta.

Dice Harry Shapiro en *Historia del rock y las drogas*:[10] "La relación entre consumo de drogas y la música radica en esta necesidad de convertirse en héroes [porque] el público ansía vivir a través de los rockeros lunáticos lo que no se atreve a experimentar".

El rock psicodélico propició una relación histórica entre la música y las drogas. Cuando los DJ hacen sonar la música house, "los grupos de rock se dejan influenciar por la electrónica; ahí están

[9] Conversación con Julio Zenil, revista *Cáñamo*, núm. 1, México, mayo-junio de 2015.

[10] Shapiro, *op. cit.*, epílogo.

los Guns and Roses y los Happy Mondays, que son síntesis de música electrónica", según Rulo.

En Houston, Texas, es común escuchar hip hop pero en versiones mucho más lentas que las habituales. Y luego está la cumbia rebajada del otro lado de la frontera, en Monterrey, Nuevo León. Su origen es curioso: algo sucedió con una grabadora que se quedaba sin la energía de las pilas provocando que una cumbia colombiana se escuchara lenta, como canción de Chico Che, otro pacheco, según cuentan. "Y así como hay música de heroína, hay música vinculada con la cocaína, que es mucha. Con la mariguana básicamente el rock, el reggae y el jazz." Actualmente, según Rulo, Snoop Dogg y Dr. D. R. E. son "los patriarcas de la mariguana en la música, lo mismo que Willie Nelson, que sacó su marca de mariguana a los 85 años".

Ken Kesey es el padre de los hipsters. Novelista y promotor de la fiesta psicodélica, sí que sabía divertirse. Este señor fue el que encontró en el rock, la fiesta, los disfraces, el baile y los estrobos los inicios de lo que conocemos como antros. Kesey sostenía que en los festivales de música los asistentes se sentían liberados, no había quien los señalara por su manera de vestir y por las drogas que consumían. Por eso centró sus empeños en fundar Woodstock, el mítico festival musical que en septiembre de 1971 inspiró al Festival de Rock y Ruedas de Avándaro, en el Estado de México. Aquello era una fiesta espectacular donde cerca de 250 000 jóvenes marcaron a toda una generación con la manera en que se relacionaron con la música a través del estilo de vida hippie. "Nunca habrá otro Avándaro", dijo Alma Rosa, una de las encueradas simbólicas de aquellos días. "¡Tenemos el poder!", gritaban todos mientras bailaban. En ese festival el Grupo Peace and Love decía minutos antes de despedirse del escenario: "Todos a cantar con esta rola, que es con la que se identifican los chavos de ahora: 'Mariguana' ". El emblemático grupo El Tri tiene al día de hoy entre sus éxitos la canción "Más mariguana".

Fue el artículo del periodista Humberto Musacchio a favor de la legalización de las drogas en *El Machete* lo que resultó un factor de identidad entre buena parte de los jóvenes que consumían mariguana. En 1985 Juan Pablo García Vallejo escribió el Primer Manifiesto Pacheco, que incluso es celebrado en Europa hasta nuestros días. Él es fundador de *La Guillotina* y la *Gaceta Canábica*. "Nuestros gurús libertarios, como los poetas malditos y la Generación Beat –cuenta García Vallejo–,[11] nos decían que la cuestión de la droga era algo más revolucionario contra los bastiones tradicionales del poder capitalista, más efectiva que las demandas materialistas de los partidos de izquierda." La idea de ese manifiesto surgió mientras García Vallejo se estaba bañando, inspirado, entre otros motivos, por la cultura de la mariguana en la Ciudad de México, que se dejaba ver en las bardas pintadas del panteón San Ángel con frases como: "Nosotros los mariguanos somos guadalupanos, no pinches comunistas putos". Otras pintas aparecieron en los guajoloteros, antepasados de los microbuses chilangos: "Fúmate un porro temprano y crecerás fuerte y sano". El manifiesto criticaba la vida cotidiana de la sociedad capitalista. Para los integrantes de *La Guillotina*, según García Vallejo, representaba un cambio generacional en el consumo de la mariguana, pues

[11] Entrevista a Juan Pablo García Vallejo, autor del Primer Manifiesto Pacheco, publicada en la revista *Cáñamo*, núm. 1, México, mayo-junio de 2015.

dejaban de ser consumidores para convertirse en promotores de la legalización, la mota "era parte de nuestras vidas".

Ya hemos hablado del Club del Hachís, que incluyó en sus filas a escritores del tamaño de Théophile Gautier, Baudelaire, Delacroix, Nerval, Verlaine, Rimbaud, Hugo y Balzac.

En alguna ocasión Nietzsche usó la mariguana y se convenció, tal como lo escribió, de que posee "la prodigiosa velocidad de los procesos mentales". James Munch, colaborador del famoso zar prohibicionista Harry Anslinger (uno de los principales responsables de la prohibición del uso del cannabis), opina: "La marihuana alarga el sentido temporal y, por lo tanto, se pueden obtener más ritmos no plasmados en la partitura, incorporando el doble de música de la que hay escrita y haciendo la música más viva".

El Club del Hachís de Gautier fue descrito en 1846 en sendas páginas consultadas hasta nuestros días. Un mensaje llegaba a las casas de los convocados, artistas de la época: el poeta del mal Charles Baudelaire, Arthur Rimbaud, Boissard de Boisdenier, Alexander Dumas, Gérard de Nerval, entre otros. La casona donde ocurrían las reuniones estaba en la isla de San Luis, en la Ciudad Luz (y en esa casa vaya que veías la luz), París, Francia. El lugar llegó a ser un famoso hotel llamado Hotel Pimodan u Hotel de Lauzun, construido por Louis Le Vau y financiado por Charles Gruyn. Ahí se reunían estos destacados miembros de la sociedad francesa básicamente para tronarse un buen hachís. El procedimiento era más o menos así: llegaban a las seis de la tarde, tocaban una puerta que era abierta por algún andrajoso que les decía cuál era el camino a seguir hasta un gran comedor, donde degustaban un banquete y luego platicaban al calor de unos cafés con un toque de hachís. Algunos se enamoraron de la droga, a otros los desencantó. Ésta es una selección de las reacciones que Gautier escribió y publicó en la *Revue des Deux Mondes* en enero de 1846:

> El banquete llegó a su fin. Algunos de los más vehementes contertulios mostraban a las claras que la pasta verde hacía su efecto. En cuanto a mí, en primer lugar había experimentado una revolución en el sentido del gusto. El agua sabía mejor que el más delicioso de los vinos. La carne dejaba regusto a frambuesa, y al revés. No habría distinguido una chuleta de un melocotón.
>
> Además, los invitados me parecían cada vez más extraños. Sus pupilas se dilataban como si fueran gatos, la nariz se les alargaba cual elefantes, sus bocas se abrían semejando campanas. Aquellas figuras se difuminaban poco a poco con trazos sobrenaturales. Otros hacían esfuerzos inverosímiles para llevarse el vaso a la boca y sus absurdas contorsiones eran saludadas con gritos y risas [...] La alucinación, ese misterioso huésped, había tomado posesión de mí.

Algunas pachecadas que escribió Baudelaire acerca del "éxtasis", el "goce", el "sexo" y "Romeo y Julieta" las transcribo aquí:

> Nada material se entrometía en aquel éxtasis, ningún deseo terrenal contaminaba su pureza; ni el goce del sexo habría podido aumentar su maravilla. Si Romeo hubiera sido un hachisín, el olvido habría consumido a Julieta.

Y sobre el "tiempo" y la mota:

> Cuando recobré la conciencia… decían:
>
> –Ha muerto el tiempo; ya no habrá años, ni meses, ni horas. El tiempo ha muerto y asistimos a su entierro.
>
> –¡Eliminada la eternidad, busquemos un final! –exclamó otro.

Según el poeta maldito, había invitados que lloraban sin razón alguna, que tocaban instrumentos como el violín para amenizar la noche provocando arrebatos entre los invitados y "arrancando profundos suspiros, sollozos, gemidos desgarradores, ríos de lágrimas".

En algunas ediciones de *Los paraísos artificiales* se incluye "Sobre el vino y hachís", una comparación de ambas drogas para multiplicar la individualidad. Para Baudelaire, "el hachís posee una naturaleza antisocial, mientras que el vino es profundamente humano y hasta diría que un personaje en acción".

El cierre de ese club es atribuido al suicidio de Gérard de Nerval,[12] amigo de Gautier y de Baudelaire. De Nerval escribió este viaje sobre la embriaguez:

> La embriaguez, si bien enturbia los ojos de lo físico, ilumina los del alama, permitiendo que el espíritu, liberado de las cadenas del cuerpo, huya como un preso ante el guardián

[12] José Fuente del Pilar, *El Club del Hachis*, Miraguano Ediciones, Madrid, 2006.

> dormido que olvidó la llave en la puerta de la celda. Entonces vagabundea libre y feliz por el espacio, entre la luz, intimando con genios luminosos [no mamar, los genios luminosos] cuyas enseñanzas [Dios, qué le habrá enseñado] inesperadas y fortuitas son fogonazos de plata en la noche.

En 2010, el portal Pijamasurf.com publicó una lista de los 10 mariguanos más famosos y exitosos en Estados Unidos, entre empresarios, actores, deportistas e incluso el presidente Barack Obama. "Afortunadamente los estereotipos están hechos para romperse. Gente como Richard Branson (*the world's coolest entrepeneur*), Michael Bloomberg o Ted Turner lo saben", dice la publicación.[13] Ésta es la lista que publicó:

> *10)* Aaron Sorkin
>
> Más que un ortodoxo fumador de marihuana, Sorkin es un profundo adicto a los estupefacientes (*uppers, downers, screamers, laughers*...), pero igualmente lo incluimos en el número 10. En 2001 fue arrestado por posesión de crack, marihuana y hongos. A pesar de esta tergiversada relación con el mundo de los estimulantes, ha destacado en sus labores de guionista y productor en distintas series televisivas, entre ellas *The West Wing*.

[13] En Pijamasurf.com, publicado en marzo de 2010. Se puede consultar en http://pijamasurf.com/2010/03/top-10-fumadores-de-marihuana-mas-exitosos-del-mundo/.

9) Carl Sagan

El más famoso cosmólogo y astrofísico, además de sentir una hipnótica atracción por las nebulosas y los cúmulos estelares, también fue amante de la marihuana. Incluso, Sagan escribió un capítulo, bajo el seudónimo de Mr X, del libro *Marijuana Reconsidered*, el cual está dedicado a promover las virtudes de esta planta.

8) Barack Obama

Abierto fumador de ganja durante su juventud hawaiana, Barack Obama alcanzó en 2009 la presidencia de Estados Unidos en una míticamente mediática toma del poder. Algunos sugieren que su *folk epic* eslogan, "Yes we can", realmente es un mensaje subliminal que anticipa la casi inminente legalización de la marihuana en algunos estados de la llamada Unión Americana: "Yes we cannabis".

7) Michael Phelps

El cuasi biónico nadador estadounidense fue protagonista de una imagen que recorrió el mundo en pocas horas. En ella Phelps aparecía sosteniendo, con notable maestría, un sofisticado bong mientras fumaba un poco de marihuana en una fiesta *collegial*. Este suceso representó una artera agresión en contra del estereotipo del holgazán fumaporros, ya que Mike es quizá el mayor superatleta del momento.

6) Montel Williams

Conductor de un popular *talkshow*, Montel comenzó a fumar marihuana como alternativa medicinal a la esclerosis múltiple que le fue diagnosticada en 1999. Tras probar las bondades de la planta, se convirtió en uno de los mayores promotores del consumo verde.

5) Stephen King

El más famoso escritor de terror pop, Stephen King, ha firmado más de 50 novelas y sus ventas han rebasado los 500 millones de copias. King ha aprovechado su fama para encabezar un movimiento en pro de la legalización de la marihuana: "Yo creo que la marihuana no sólo debería ser legal, creo que incluso debería ser parte de una industria casera".

4) Arnold Schwarzenegger

El actual gobernador de California y uno de los protagonistas del estereotipo hollywoodense del tipo bobo y fornido que destruye millones de "tipos malos" fue fotografiado en su juventud disfrutando de los placeres de la marihuana en una reunión casual. La postura de Arnold frente a esta polémica planta, de acuerdo con lo que sus musculosas neuroconexiones le permiten razonar, se resume a que "la marihuana no es una droga, es una hoja".

3) Michael Bloomberg

Uno de los gobernantes más *cool* del mundo y exitoso ícono de la clase media estadounidense (a temprana edad este clasemediero logró fundar un emporio mediático financiero que lleva su mismo nombre), el alcalde neoyorquino es claro respondiendo a la pregunta de si fumó marihuana cuando era joven: "Por supuesto que lo hice, y lo disfruté mucho", asegura.

2) Richard Branson

El intrépido y millonariamente sexy fundador de Virgin es un desinhibido fumador de marihuana. Branson no sólo disfruta abiertamente de las mieles del THC, sino que incluso organiza sesiones para fumar con su hijo de 21 años regocijándose del paisaje de su isla privada. Asimismo, se ha manifestado a favor del consumo y legalización de la marihuana, y como buen *entrepreneur* financiero ha sido tajante al afirmar que si fuera legal, le gustaría comercializar la hierba.

1) Ted Turner

Este millonario no sólo fundó la cadena de noticias CNN, también instituyó el Kentucky Hemp Museum, una oda al consumo de la marihuana. Entre las otras medallitas que Ted tiene en su acervo se cuentan el título de mayor propietario de tierra en todo Estados Unidos, dueño de los Bravos de Atlanta, Persona del Año de la revista *Time* en 1991 y es un amante apasionado de las caricaturas de Scooby Doo, el simpático perro que fuma porros con su amigo Shaggy antes de resolver crímenes paranormales.

A la lista habrá de agregar a Elon Musk, dueño de Space X, la compañía de turismo espacial que en 2021 visitó el espacio como parte de las carreritas entre otros dos millonarios: Jeff Bezos, dueño de Amazon y de Blue Horizon, y Branson, propietario de Virgin Galactic. Musk popularizó una entrevista que le hicieron mientras se echaba un porro.

El periodista Carlos Marcos[14] publicó una lista sobre las canciones que ilustran la cultura internacional de la mariguana, misma que vale la pena aprovechar para agregar a cualquier *playlist* que se diga pacheca. Éste es el texto íntegro:

> "Muggles", de Louis Armstrong (1928):
> Ésta sí que es buena: una canción sobre la marihuana que no tiene letra, que es instrumental. Por partes. Descartemos que sea una pieza prolegalización, porque cuando se compuso, en los años veinte, la marihuana no era ilegal. Si es instrumental, ¿por qué sabemos que trata sobre la famosa hierba? La respuesta está en el título, "Muggles". Así se llamaba a los cigarrillos de marihuana en los garitos humeantes estadounidenses de los veinte y los treinta. Armstrong compone este insinuante blues dedicado a los cigarrillos de la risa que él consumía con pasión. Pero un momento: ¿muggles no es como se denomina a los que no tienen habilidades mágicas en la serie *Harry Potter*? Correcto. Su creadora, J. K. Rowling, jura que desconocía las connotaciones marihuanescas de la palabra.

[14] "Diez canciones sobre la marihuana", Carlos Marcos, *El País*, 4 de febrero de 2014, Madrid, España.

"Sweet Leaf", de Black Sabbath (1971):

En efecto, antes de probar sustancias mucho más potentes (y de improbable legalización en los tiempos en que vivimos), los cuatro miembros de Black Sabbath buscaban inspiración artística y recreacional en la marihuana. Que la desquiciada voz de Ozzy Osbourne brame "tú me presentaste a mi mente" es como para tenerlo en cuenta. La canción arranca con una tos del guitarrista Tony Iommi, se supone que después de aspirar con demasiada ansiedad. En el fondo, esta "dulce hoja" es una carta de amor a la marihuana: "Mi vida estaba vacía hasta que te conocí". Y lanza pullas a las políticas pacatas: "Las personas rectas no saben en qué consiste, te rebajan y te silencian".

"Kaya", de Bob Marley & The Wailers (1971):

Hay tantas canciones de Bob Marley que mencionan la marihuana que ni el propio autor podría aguantar fumando mientras suenan todas juntas. Nos quedamos con "Kaya", una de las muchas maneras con las que los rastafaris denominan a la hierba. Fue grabada en 1971, con producción del mago Lee *Scratch* Perry, cuando Marley aún no era la gran estrella que luego fue. Más tarde, el músico realizó varias versiones del mismo tema, la más popular la de su disco *Kaya*, en 1978. No se trata de una canción sobre la legalización. La letra describe lo importante que es el kaya para los rastas, tanto como el agua o la comida.

ESTOS VERSOS DE LA CANCIÓN LO RETRATAN: "DESPERTAR Y RELAJARSE. / LA LLUVIA ESTÁ CAYENDO. / TIENE QUE HABER KAYA AHORA, TIENE QUE HABER KAYA AHORA, DE LA LLUVIA ESTÁ CAYENDO. / ESTOY MUY COLOCADO. / INCLUSO TOCO EL CIELO POR ENCIMA DE LA LLUVIA QUE CAE. / ME SIENTO MUY BIEN EN MI BARRIO, POR ESO ESTOY AQUÍ". EL BARRIO AL QUE SE REFIERE LA CANCIÓN ES **TRENCH TOWN**, EL SUBURBIO DE KINGSTON DONDE SE CRIO (AUNQUE NACIÓ EN NINE MILE) **MARLEY**.

"Roll another number (for the road)", de Neil Young (1975):

En su reciente libro de memorias, titulado *Waging Heavy Peace* (todavía no traducido al castellano), Neil Young, de 68 años, confiesa que ha dejado de beber y de fumar. Después de sufrir algunos percances físicos, el músico canadiense ha decidido terminar con más de 40 años de consumidor de marihuana. Y desvela: "Ahora no se me ocurre ninguna canción. Estoy seco". Su disco *Tonight's the Night* (1975), tan desolador como grandioso, le sirve como vehículo para analizar los nefastos efectos de la droga dura, evidenciados en dos de sus mejores amigos, el guitarrista Danny Whitten y Bruce Berry, encargado del equipo de bandas de rock. Los dos murieron por sobredosis de heroína. Curiosamente, entre tanta canción desasosegante, la cara B (recuerden: era la época del vinilo) se abre con un canto a la marihuana. "Roll another number (for the road)" es un country-rock interpretado de forma perezosamente (seguro porque fumaron algo antes de grabarla) genial, cuyo estribillo dice: "Creo que me voy a liar otro para el camino. / Siento que puedo soportar cualquier carga. / Aunque mis pies no tocan el suelo, me sostengo sobre el sonido de algunas personas generosas viniéndose abajo".

"Legalize it", de Peter Tosh (1976):

Seguramente el gran himno de la legalización. Peter Tosh era rastafari antes de que lo fuera Bob Marley. Tocaron juntos en los Wailers, pero Tosh dejó el grupo, entre otras cosas porque acusó a la banda de occidentalizarse bajo la influencia del disquero Chris Blackwell. El primer disco en solitario de Tosh fue *Legalize it*, donde se incluye la canción del mismo título. Por si había dudas, la portada del álbum las disipa: aparece Tosh fumando en una pipa y rodeado de plantaciones de marihuana. La letra de la canción dice: "No la critiques, legalízala... / Algunos la llaman tamjee. / Algunos la llaman hierba. / Algunos la llaman marihuana. / Algunos la llaman ganja. / No importa, hay que legalizarla". En la segunda parte del tema subraya sus poderes curativos: "Es buena para la gripe. / Es buena para el asma. / Es buena para la tuberculosis, incluso para la trombosis".

"I wanna get high", de Cypress Hill (1993):

Si alguno tenía dudas sobre el compromiso de Cypress Hill, con la legalización de la marihuana quedaron disipadas cuando subieron al escenario del madrileño Festimad en 1996. Su concierto estuvo preñado de continuas referencias al asunto. Quizá estos californianos sean los defensores más persistentes del consumo de hierba durante los años noventa. Lo difícil es encontrar alguna de sus canciones que no haga referencia al ganja. Nos quedamos con "I wanna get high", que ya desde el título lo pone claro: "Quiero colocarme". "La hierba es más que una poción poderosa. / Es una conmoción. / Y no estoy bromeando. / La gente está aprendiendo cómo fumar..." Incluso se atreven a invitar al que en 1993, año de la composición, era el presidente de Estados Unidos: "Di a Bill Clinton que vaya e inhale, exhale. / Y ahora sientes el poder del funk".

"Aquí no podemos hacerlo", de Los Rodríguez (1995):

Entrevistabas a Los Rodríguez en 1995, cuando se editó el disco que contiene esta canción, y Andrés Calamaro, su autor, divagaba sobre la temática de la composición: "Bueno, que cada uno saque sus conclusiones. Puede estar dedicada a una chica, o a otra cosa". Ojo: 1995, miedo a la censura, a no poder ser radiados. De hecho, la frase más repetida en la letra es: "Dicen que aquí no podemos hacerlo". Los Rodríguez juegan al doble sentido, algo tan arraigado en esa música que tanto aman, el blues. Pero este tema (no podría ser de otro modo) se sostiene sobre un ritmo reggae. "Morena con la piel de chocolate, no dejaremos de ser dos amantes tú y yo, siempre te llevo guardada muy cerca del corazón, aunque digan que aquí no podemos hacerlo." ¿Una bella chica negra, o una piedra de hachís? El juego sigue con estos inspirados versos: "Nunca quise apurarte y que te quemes mal. / Mis dedos sólo sirven para tocarte. / Un beso, otro beso, y la pena se va con el humo. / Y dicen que aquí no podemos hacerlo". Al final de la canción hay un claro mensaje prolegalización: "Levanta la voz si te dicen qué hacer y qué no hacer. / Cuanto más grande es la pena, más ruido va a hacer al caer. / No te voy a sacar de mis planes sólo porque digan aquí no vale".

"Bolleré", de Raimundo Amador (1995):

Aunque seleccionamos la versión más popular de "Bolleré", la que se incluye en el primer disco de Raimundo Amador, *Gerundina*, hay que decir que este tema es de esa francesa apasionada de Andalucía que es Cathy Claret. La curiosa historia arranca en los ochenta, en uno de los frecuentes viajes de Cathy del sur de Francia a Sevilla en busca de inspiración (y locura). En Sevilla conoce a los hermanos Amador, Rafael y Raimundo (Pata Negra). Los sevillanos enseguida detectan el tesoro que trae de Francia Cathy: unos papelillos para liar tabaco (y otras cosas) que no vendían en España. El nombre: OCB. Su secreto, según los Amador: un papel muy fino que conseguía que lo que allí se fumaba supiera a gloria. Cuando el fino papelillo se ponía al trasluz se podía leer: "Bolloré". A Cathy Claret la historia le inspiró la canción "Bolloré", incluida en su disco *Soleil y locura*, de 1991, donde ya colabora Raimundo Amador. Este último realizó la primera versión de la canción con un grupo llamado Arrajatabla (1992). Pero cambió una vocal, que era como él pronunciaba la palabra: "Bolleré". Años más tarde la incluyó en su primer disco en solitario, *Gerundina* (1995), y se escuchó en radios y ferias de toda España. La pieza dice: "Bolleré, te quita las penas. / Bolleré, te vuelve loco. / Bolleré, para toda la vida, Bolleré, qué papel". Pero el gran momento de la historia de "Bolleré" fue cuando la interpretó Raimundo junto a B. B. King en el disco en directo *Noche de flamenco y blues* (1998). En el ecuador del tema, Raimundo anuncia: "¡Vamos, ya. Os presento al monstruo, el mejor: B. B. King!" Sale el voluminoso B. B., le da un achuchón al pequeño Raimundito (no se lo pierdan) y los dos atacan "Bolleré". Impagable.

"Marijuana", de Brujería (1997):

El grupo Brujería es algo serio. Formado por miembros (algunos de ellos de ascendencia latina; de ahí que canten en castellano) de bandas rudas californianas como Fear Factory, Faith No More o Dead Kennedys. El disco de seis canciones que contiene "Marijuana" alcanza un valor de unos 400 euros en el mercado del coleccionista. Lo curioso es que este "Marijuana" es una versión paródica de "Macarena", de Los del Río. Atención a la letra: "Dale a tu cuerpo lo que necesita, compra una bolsa ahí en la esquinita. / Pinchis greñudos fuman motita, eeeeeeee, Marijuana, hai". En otra fase del tema cantan: "Hay una vieja que es muy bonita, en México la llaman Marijuanita. / La vida loca necesita hierbita, eeeeeeee, Marijuana, hai". Bromas aparte, Brujería es una banda comprometida con el consumo y la legalización de la marihuana. La duda es si pagarán derechos de autor a Los del Río.

"Cannabis", de Ska-P (1999):

Ahora lo negarán con vehemencia, pero los preadolescentes de 1999 no tenían ni la más remota idea de lo que hablaban estos revolucionarios vallecanos cuando cantaban aquello de: "Saca ya esa chica, tron, venga ya esa china, tron, quémame la china, tron". ¿Quemar una china? ¿Qué significa eso, papá? "Apaga la radio, niño." "Cannabis" se hizo realmente popular entre la chavalería española en los estertores del siglo XX gracias a la rítmica métrica del ska. Los veinteañeros sonreían cuando sus hermanos pequeños entonaban la canción en las reuniones familiares. La música española había tratado la humeante piedra en sus textos, pero pocas veces de forma tan explícita y con tanta repercusión. Ska-P no sólo apostaba por la legalización, sino que iba más allá pidiendo calidad… y buen precio. "Lega, legalización, cannabis, / de calidad y barato. / Basta de prohibición." Quince años más tarde, en España, ni una cosa ni la otra. Está claro que la canción sigue vigente.

Por cierto, seguramente ésta es la única lista capaz de reunir a Ska-P con gigantes como Bob Marley o Neil Young.

Yo agregaría algunas canciones más que están en una *playlist* titulada TransHipCause, que fue surgiendo al paso de la escritura de este libro. Si la quieren escuchar, la encuentran en: https://open.spotify.com/user/1278059722/playlist/38Py5pIkmPtleaIzUleOFb.

Capítulo 6.

MUJERES Y VOLVER AL FUTURO

Ya con este capítulo me despido, dejando claro que el futuro no será sin las mujeres. México continuará fracasando en su regulación de drogas si ésta no se construye con perspectiva de género. Simple y sencillamente México no tiene futuro si no se respeta a las mujeres, sin su participación en la construcción de políticas y reglas tan diversas como las regiones que el país tiene. Es inaceptable que mientras escribo este libro siga la mano judicial cargada contra ellas, ustedes.

"Prisión no es la solución" es una frase que resume buena parte de lo que no ha funcionado al paso de estas décadas. La prerrogativa salió del ronco pecho de Ángela Guerrero mientras charlábamos para este libro: "Hay un corte muy claro en términos de criminalización de las mujeres por posesión de drogas, específicamente por cannabis: en el primer año [de la Cuarta Transformación] disminuyó el número de mujeres en la cárcel por delitos de posesión, pero luego se sostuvo esa cantidad", dice muy clara la coordinadora del Centro de Estudios y Acción por la Justicia Social (CEA).[1]

---

[1] Cuyos estudios y programas se publican en https://cea-justiciasocial.org.

Desde 2009 Guerrero ha estudiado el fenómeno de la criminalización de las mujeres en México en el marco de la guerrita contra las drogas.

Con los datos públicos[2] al respecto, Guerrero concluye que "no ha habido, no hay una política que piense en las mujeres. Basta ver que en 2020 continuaron 465 mujeres encarceladas por posesión simple de narcóticos, 166 por posesión de drogas con fines de comercio. Esas mujeres no deberían seguir en prisión".

Estas historias de mujeres con nombre y apellido en las cárceles son las pruebas de que persiste una política de drogas punitiva, "han sido las mismas políticas, con la diferencia de que ahora somos más conscientes de sus costos. En la campaña de 2018 nos prometieron una ley de amnistía que, pensé, podría beneficiar a muchas mujeres, pensé que habría mejores posibilidades para ellas, pero no resultó así, muy pocas quedaron en libertad, apenas 11". Esto es una muestra de que permanece activa una serie de batallas contra las mujeres en diversos ámbitos, "aprovechándose de que ellas suelen ser el último eslabón, el más débil de la cadena. Por eso tiene que cambiar el sistema judicial, de reinserción social y restitución de sus derechos".

Le pido a Ángela, como a varios entrevistados en este libro, que se imagine hablando con ella misma dentro de 30 años. ¿Qué se diría en el futuro? ¿Qué imagina que sucederá con México y su regulación de drogas dentro de tres décadas? Ángela es pesimista:

---

[2] Particularmente el Censo Nacional de Gobierno, Seguridad Pública y Sistema Penitenciario Estatales 2020, 2019 y 2018 del Instituto Nacional de Estadística y Geografía, que se puede consultar en https://www.inegi.org.mx/programas/cngspspe/2020/.

"

LA **ÁNGELA** DE DENTRO DE 30 AÑOS ME PEDIRÍA PACIENCIA, MUCHA PACIENCIA, PORQUE CREO QUE SEGUIREMOS HABLANDO DE ESTA SITUACIÓN, ÉSA ES LA REALIDAD. SEGUIREMOS HACIENDO LO MISMO. TÚ, **NACHO**, SEGUIRÁS HACIENDO OTRO LIBRO Y YO BUSCANDO UNA LEGISLATURA QUE BENEFICIE A ESTAS **MUJERES ENCARCELADAS**. ÉSTA ES UNA GUERRA HISTÓRICA, Y LAS GUERRAS HISTÓRICAS SON ASÍ", POR ESO ÁNGELA GUERRERO ESPERA QUE LLEGUE PRONTO "UN GOBIERNO VERDADERAMENTE PROGRESISTA QUE DEMUESTRE QUE LA PRISIÓN **NO ERA** LA ÚNICA SOLUCIÓN".

Adriana Muro, directora de Elementa DDHH,[3] es una abogada feminista que tiene muy clarito que "el sistema de prevención de drogas es un sistema de opresión que se mezcla con otro sistema de opresión que es el patriarcado", el resultado, según esta experta, "es un impacto diferencial en contra de niñas, de jóvenes y de mujeres, como las cultivadoras de mariguana que están en desventaja legal porque son de los eslabones más débiles del mercado declarado ilícito". Es la verdad. Hablamos de mujeres cabeza de familia que tienen que enfrentarse al Ejército Mexicano y a la delincuencia organizada y que normalmente están en los estados donde hay más niveles de pobreza y donde el cultivo de sustancias psicoactivas, ya sea cannabis o amapola, son sus únicas formas de subsistir económicamente. "Y ahí viene algo muy interesante –me advierte Muro–, el microtráfico: un eslabón del que menos se habla, pero que más se compara con los grandes capos. Si eres microtraficante en automático eres malo, y si eres mujer, pues el doble. La violencia de género, el feminicidio y las diferentes violencias contra las mujeres tienen un impacto muchísimo más amplio en las estructuras del microtráfico, porque las mujeres son cosificadas; el hecho de que exista esta figura tan terrible como 'las mulas'[4] habla de esa interacción entre el sistema de opresión del patriarcado y la prohibición."

Ahora, ¿qué pasa con las mujeres que son usuarias? ¿Qué con las consumidoras para fines personales, de cualquier tipo? Esas

---

[3] Elementa busca ser un referente en el uso creativo del derecho como herramienta para el cambio social: https://elementaddhh.org.

[4] Cuando las mujeres ocupan su cuerpo para poder transitar sustancias psicoactivas de un país a otro.

mujeres que se atreven a hacer con su personalidad lo que quieran, a desarrollarla como se les venga en gana. "Las usuarias –abunda Muro–, las mujeres, también la llevan peor. Por ejemplo, en el norte del país hemos visto casos de mujeres que consumen diferentes sustancias y son madres y a las que les quitan a los niños, a las que no se les atiende en los servicios de salud públicos. Tampoco es coincidencia que en los estados de la República donde hay más confrontación entre grupos de la delincuencia organizada suban los feminicidios y otras violencias contra las mujeres. Ellas se vuelven un objeto más de pelea entre los grupos."

Elementa, por ejemplo, desarrolló un estudio llamado "Historias de detención por posesión simple",[5] basado en 150 encuestas a usuarias, y descubrió que la mayoría de las detenidas por usar sustancias en la calle fueron violentadas sexualmente por parte de los oficiales policiacos. El 80% de las personas detenidas no llega al ministerio público, por lo que son extorsionadas, violentadas. Un claro impacto diferenciado con los hombres.

La visión de Muro alcanza a criticar a los propios activistas a favor de la regulación de la mariguana en México con esta contundencia: "El movimiento cannábico es muy masculino, ahí ha habido un gran reto. Digo, hay grandes mujeres dentro de la sociedad civil que incluye a organizaciones de mujeres que han buscado también posicionar las garantías de las mujeres en el proceso de la reforma en la política de drogas, madres cultivadoras, abogadas y activistas, mujeres privadas de su libertad, y de otros ámbitos, pero debemos desmasculinizar aún más el movimiento".

[5] Publicado en junio de 2021 y que se puede consultar completo en https://www.elementa.co/historias-de-detencion-por-posesion-simple/.

¿QUÉ ES ESO DE HACER UNA REGULACIÓN DE LA MARIGUANA CON PERSPECTIVA DE GÉNERO? POR LO QUE HEMOS APRENDIDO DE LAS MUJERES ENTREVISTADAS EN ESTE LIBRO, ÉSTA SIGNIFICA UNA AMNISTÍA A LAS DETENIDAS POR POSESIÓN SIMPLE, ADEMÁS DE UNA SERIE DE POLÍTICAS INTEGRALES QUE LAS EMPODERE CON INFORMACIÓN BASADA EN EVIDENCIA CIENTÍFICA Y QUE LES PERMITA TENER ACCESO A PRODUCTOS CANNÁBICOS DE CALIDAD, CONSIDERANDO QUE EN MUCHOS CASOS SUS FAMILIARES O ELLAS MISMAS SON MADRES USUARIAS DE SUSTANCIAS PSICOACTIVAS. ADRIANA MURO VA MUCHO MÁS ALLÁ: "LA REGULACIÓN TAMBIÉN ES UNA MEDIDA DE 'NO REPETICIÓN', DE REPARACIÓN. HAY QUE VOLTEAR A VER A LAS MUJERES PRIVADAS DE LA LIBERTAD POR DELITOS MENORES DE DROGAS. SI BIEN EL PORCENTAJE, EN COMPARACIÓN CON LOS HOMBRES, ES MUY PEQUEÑO, SÍ ES POR EL DELITO POR EL QUE MÁS MUJERES ESTÁN PRIVADAS DE LA LIBERTAD. LA REGULACIÓN NO PUEDE INCLUIR LA MILITARIZACIÓN Y MANTENER UN ENFOQUE BÉLICO EN LA GUERRA CONTRA LAS DROGAS, PORQUE PROVOCARÍA REPETIR VICIOS DE LA PROHIBICIÓN, Y LOS GRUPOS HISTÓRICAMENTE DISCRIMINADOS, COMO LAS MUJERES, VAN A SEGUIR SIENDO AFECTADOS".

Este libro sirvió de cápsula del tiempo para los entrevistados para, como fantaseamos al principio del capítulo, enviarse mensajes imaginando que leerán este libro dentro de 30 años. ¿Qué se dirían si se tuvieran enfrente en tres décadas? Hubo quienes esbozaron el que sería el modelo regulatorio. ¿Cómo queremos regular? ¿Cuándo lo haremos? ¿Qué consecuencias tendrán las decisiones que estamos tomando ahora? ¿Cuál es la regulación ideal? ¿La hay? "Yo esperaría que por lo menos en 30 años se despenalizaran las conductas que impiden una regulación efectiva –dice Adriana Muro–, o sea, necesitamos despenalizar la posesión simple, ese delito no puede ni debe seguir existiendo. La penalización del cultivo, de hecho, en el Código Penal Federal incluso te da más años de cárcel si cultivas porque no tienes otra forma de ganarte la vida, o sea, son más años. Eso es intolerable, por eso esperaría que deje de haber sanciones penales para los grupos que estén más expuestos en la cadena del mercado ilícito. Esperaría también dejar de simular la prohibición, ¿no? Que podamos tener reglas claras. No somos Uruguay y nunca vamos a serlo, hay que dejar de querer meter con calzador la experiencia comparada, pero sí creo que el Estado debería de ser quien regule, y lo más importante es que no se repitan los vicios de la prohibición, es decir, si vamos a crear una industria de cannabis, que sea una industria nacional, que genere empleos, que repare los daños de la prohibición. Así me lo imagino. Creo que también cada vez más países están regulando el cannabis, entonces me gustaría que ya en 30 años tengamos una presidenta o un presidente que haya regulado. Veremos si en el futuro Estados Unidos sigue jugando un papel fundamental para que no se concrete la regulación, aunque paradójicamente ellos cada vez más estén logrando la regulación y descriminalización de otras sustancias, ¿no? Lo que pasó en Oregón, lo que pasa en otros estados es impresionante pero también es frustrante porque acá ponemos los muertos, acá ponemos las armas, acá ponemos las detenciones, las personas privadas de su libertad, entonces, pues yo espero que en 30 años ya hayamos superado eso."

Aram Barra cree que "el primer saque tiene que ser un modelo que tienda más a lo conservador, es decir, con reglas más estrictas de lo que tal vez a mí personalmente me gustaría tener". ¿Qué quiere decir con eso de "un modelo conservador"? Aram responde así: "Siempre es más fácil crear un mercado legal desde cero. Gran parte de los mercados de consumo tienen un pasado, y en este caso el pasado es la criminalidad y la ilegalidad. Tenemos la oportunidad de plantear las reglas de inicio en el mercado. Poner reglas más estrictas va a permitir abrir el mercado para observar cómo se comporta [la regulación] y en la medida en que se observe que estas reglas son innecesarias porque no tendrán gran impacto en salud pública, en la seguridad o en la educación, entonces las iremos eliminando o relajando. Eso es mucho más fácil que el camino contrario. Empezar con una cosa mucho más relajada en un país que además tiene una historia importante de cooptación del Estado por parte de los grupos de mercado es peligroso y puede resultar contraproducente. Empezar con algo mucho más frágil y laxo y después intentar fortalecer algunas de esas reglas cuando los participantes de ese segmento de mercado ya tienen poder económico es mucho más difícil".

"Aram, espero que haya redituado el esfuerzo –se manda a decir a sí mismo–, pero también la inversión de tiempo y el trabajo. Espero que para dentro de esos años ya existan las reformas porque no podemos estar peor; en este tema ya no podemos estar peor. Lo peor que nos pudimos haber planteado es la realidad actual desde donde me imagino dentro de 30 años. Más allá de lo que suceda con el tema de las drogas, espero que los valores que acompañan el pensamiento detrás de la reforma de políticas de drogas sean valores que van a avanzar en muchos otros temas que tienen que ver con la pluralidad, la diversidad, la independencia individual, la autonomía, el respeto a las decisiones individuales. Siempre con los límites de cuando impacta en el colectivo, y haciendo esa balanza creo que es una batalla que va a avanzar. Espero que en 2051 haya avanzado."

Claudio Flores imagina a los jóvenes de 2051 abriendo los periódicos de 2021 en la hemeroteca del futuro: "Creo que, la neta, se van a sorprender idéntico que cuando hoy abrimos un periódico de 1920 y leemos que no podían votar las mujeres. Les va a parecer precámbrico que en 2021 estuviera criminalizado usar mariguana, les va a parecer estúpido, ridículo. Se van a reír. Mis nietos, si es que mi hija adolescente decide ser madre, se darán cuenta del fracaso de las políticas públicas que hoy nos rigen". Si Claudio pudiera mandarse un mensaje a sí mismo para leerlo en el futuro, ¿cuál sería? "Me diría: '¿A poco no valió la pena? En términos de la lucha de la salida del clóset verde. La salida de esas pinches telarañas mentales que impactaron a mi generación sobre el propio consumo. Cuando leas esto acuérdate de que hubo culpas y autocríticas muy duras por el consumo de mariguana entre quienes somos pachecos. Recuerda que te marcó el discurso prohibicionista de mi jefa, mi mamá, sobre la mariguana, que fue uno de mis traumas infantiles, pero ahora mírate, ni mi mamá ni mi tía tuvieron razón al asociar la muerte de un hermano de ellas, al que mataron y era pachequísimo, con el consumo de la mariguana. No tuvieron razón cuando me dijeron que consumir mariguana estaba de la chingada. Fue difícil pero tampoco tenían razón en su hipótesis de: '¡Aguas, te van a ofrecer mariguana, tienes que decir que no, son drogadictos, la vida se les va!' Y creo que el Claudio del futuro me respondería: 'No seas cobarde, cabrón. Atrévete a más. Déjalo ir y disfruta el viaje'. En fin, Nacho, que para mí esta entrevista es casi psicoterapéutica."

La senadora Patricia Mercado también entró al juego del futuro: "La Patricia de dentro de 30 años seguramente está usando remedios de productos de cannabis para mis artritis y para mis dolores, porque estamos envejeciendo tan rápido que ese tipo de medicamentos, de servicios terapéuticos, van a ser cada vez más importantes, digamos, como medicina alternativa, curativa y paliativa. Así que le digo a la Patricia de 2051: 'Así como lo imaginaste fue; qué bueno que no perdiste la esperanza y así lo estamos viviendo'. Hoy en 2021 me gustaría saber qué se siente estar cómoda con los derechos y las libertades cuando son realmente respetados en la democracia mexicana; muy lejos de Afganistán, muy cerca de los países más democráticos, más socialdemócratas en términos de apostarle a la justicia y apostarles a las libertades y los derechos".

Dani Butchers, productor, activista y experto en la planta de la mariguana, hizo oír su voz en el libro *Mariguana a la mexicana*.

Le llamo en 2021 para preguntarle sobre el mensaje del futuro: "Me da vergüenza darle un mensaje a alguien dentro de 30 años, pero también entiendo la época en la que me tocó vivir. Me tocó ser un guerrero de esta planta como muchos otros ha habido y me tocó defenderla como se ha defendido durante 100 años para las generaciones futuras. ¿Por qué? Porque yo me la metí, porque era ilegal como muchos otros empezaron y porque es lo prohibido".

José Manuel Vallejo comienza así: "Sé fiel a tus principios. Sé como el Capitán América, quédate del lado del bien, o bueno, de lo que se considera occidentalmente 'el bien'. Se viene la ola verde y esto va a ser un tsunami. Será peor que una revolcada en Acapulco. Mantente fiel a ti mismo. Piensa que esta nueva industria puede ser un motor para transformar al país. Aprovéchala". Me intriga escuchar de José Manuel qué quiere decir con eso de que se viene una "ola verde" que nos va a revolcar, ¿esto será un negociazo de pocos? ¿De quiénes? "Todo revuelto, todo viene revuelto –me responde–, porque en cuanto los americanos legalicen el cannabis totalmente, se quitará la prohibición *de facto* y los demás países comenzarán a regular. Habrá que estar atentos a lo que hagan en Colombia, a lo que se prepara en Argentina, a cómo se mueve España. Estos países están esperando a que el patrón, Estados Unidos, quite la veda. Cuando eso ocurra tanto los grandes capitales como los charlatanes y los emprendedores que llevamos un rato aquí seremos parte de esa ola verde. Para ese momento habrá que llegar con buenos cimientos y estar atentos para ver quién sale vivo de ésta." Escucho a Vallejo imaginar el futuro y noto que saborea su presencia en ese plan: "Quiero seguir acompañando a los pacientes por medio de la fundación que tengo, y sí, siendo un emprendedor porque quiero formar parte de esta industria. He desarrollado proyectos y quisiera continuarlos para que dentro de unos años me paguen mi rentita diaria, porque vivir cuesta, y más cuando dependemos de la mariguana para estar vivos con una condición médica como la mía".

El Capitán América corre el riesgo de optar por el lado malvado. Vallejo alerta sobre esos riesgos en el futuro: "No queremos que los grandes capitales acostumbrados a monopolizar todo acaben con algo que podría ser benéfico para el país; espero que al paso de los años esta industria apoye a la banda que está más desfavorecida y empecemos a quitar esa brecha que existe entre los de arriba y los de abajo, que aunque no quiero polarizar, existe y ahí siempre ha estado. Ya sabes, lo típico: hay una barranca y de un lado hay un barrio muy rico y del otro lado un barrio muy pobre. Que la mariguana elimine brechas. Y que en 2051 todos nos demos un toquecito porque la histeria colectiva se está poniendo bien pesada por todos lados".

Y aquí está Mike Vigil: "Yo pienso que va a haber buenas administraciones, yo creo que van a mejorar el trabajo que están haciendo las policías estatal, municipal, que son las entidades más corruptas".

Amaya Ordorika se dice esto: "Espero que estés echándote un porro con la mariguana, la amapola y la metanfetamina reguladas. Espero que estés disfrutando de la vida en un contexto de paz donde ya no se tenga que salir a buscar cosas de manera clandestina y que te pongan en riesgo. Espero que para cuando leas esto ya no haya necesidad de tener brigadas nacionales de búsqueda de desaparecidos porque la guerra contra las drogas ya no les pasa factura a miles de familias fragmentadas. Espero que, para cuando lea esto, la justicia ya no sea un supuesto hipotético, así, lejano, sino un hecho. Digo, ver esto para dentro de 30 años es poco tiempo, pero lo deseo y me gustaría que eso ocurriera".

Yo no podría dejar de jugar esto. Veo burro del futuro y se me antoja viaje, ni modo. Si me preguntan qué me manda el Nacho Lozano de 2051 sería algo así como: "Chíngale, que tu trabajo es preguntar y publicar las respuestas de los que van perdiendo la guerra contra las drogas. Chíngale, porque quiero estar mejor de como estabas tú". Sin embargo el mensaje que le mando al Nacho Lozano de 2051 sería algo así como: "La mejor manera de honrar a los muertos, a los desaparecidos, a las víctimas de la guerra contra las drogas, a los pacientes que murieron esperando un mejor tratamiento médico es haciendo uso pleno de las libertades conquistadas con respeto a los demás. Aquí, en 2021, la cosa se ve bien gacha, jodida, aquí no se ve para dónde hacerse. Aquí el privilegio sigue siendo la norma, de no ser por las luchas de los activistas, profesores, científicos, algunos políticos, de los jóvenes que se empeñan en la regulación, de les abogades, por los gritos de justicia desde las celdas donde están las mujeres encarceladas injustamente, de no ser por las madres productoras, por las mujeres cultivadoras, este país desaparecería. Espero que cuando Nacho Lozano lea esto se honre a quienes lo hicieron posible y se aprenda de ellos, porque para 2051 habrá conquistas que plantear, porque México es así, una espiral surreal que se devora así misma, con otros pendientes por resolver en 2051".

Para cerrar transcribo íntegramente la carta que Margarita Garfias se escribió desde el futuro:

QUERIDA YO:

Te escribo esta carta porque sé lo difícil que te resulta luchar día tras día contra el estigma, la ignorancia y la omisión del Estado. Sin embargo piensa que todo valdrá la pena.

En este momento estoy sentada en nuestro jardín, contemplando cómo al fin la cannabis es una planta libre y nosotras con ella, al fin crece al lado de la manzanilla, la hierbabuena y la amapola a la vista de todos y sin ocultarse de nadie.

A mi lado está Carlos y para nuestro consuelo te digo que no ha vuelto a pasar una noche en el hospital. Y sí, ¡ya todos los y las pacientes tienen acceso a medicamentos de cannabis! Se creó el Instituto Nacional de Investigación y Medicina Cannabinoide donde dan información y formación a todo paciente que lo requiere.

En el futuro 70% de mujeres encarceladas por "delitos contra la salud" (sólo por portación o consumo de sustancias no reguladas) han sido liberadas, gracias a que se regularon todas las drogas en México a través de la reforma de la Ley General de Consumo de Sustancias. Hoy, en 2051, ya puedes comprar y consumir en zonas toleradas para adultos, por lo que a los chavos y chavas no les friega la vida un policía corrupto, porque entró en operación un sistema que mediante el de su huella dactilar en el Rudbin (Registro Único de Datos Biométricos Nacional) les permite al llegar a su mayoría de edad acceder de manera legal a todo tipo de sustancias de uso adulto recreacional. La avidez de los chavos es compensada en los "kiosquitos", así es como les llaman ahora a los expendios que se han autorizado para tal fin, donde además tienen acceso a todo tipo de información y acompañamiento para el consumo responsable y la prevención de adicciones.

Las comunidades ahora sí pueden cultivar su tierra. Se acabaron los desplazados y "levantados" por los crímenes de los cárteles. Las mujeres son dueñas de la tierra que cultivan, hay financiamientos gubernamentales y empresariales con perspectiva de género, por lo que el campo mexicano ha vuelto a su esplendor. Los campos están fragantes de cannabis y se pintan de los tonos rojizos de la amapola. México se ha convertido en una potencia mundial de materia prima para medicamentos.

La investigación médica y científica ha avanzado de tal manera que encontró la forma de estabilizar el sistema endocannabinoide a partir de cannabinoides específicos. En las escuelas se enseña, como parte del sistema educativo nacional, cómo funciona el sistema endocannabinoide, tal como nos explicaron de niña el sistema circulatorio y dándole la misma importancia que tienen los sistemas respiratorio o digestivo.

Las universidades ya tienen especialidades académicas en Medicina Cannabinoide por lo que la cannabis ha dejado de ser un tabú para las nuevas generaciones de médicas y médicos.

¡NO TE RINDAS! ¡TODO VALDRÁ LA PENA!

Queremos mota de Nacho Lozano
se terminó de imprimir en el mes de julio de 2022
en los talleres de Diversidad Gráfica S.A. de C.V.
Privada de Av. 11 #1 Col. El Vergel, Iztapalapa,
C.P. 09880, Ciudad de México.